かんたん！ながらヨガ

姉妹ヨガユニット
prakRiti
～プラクリティ～

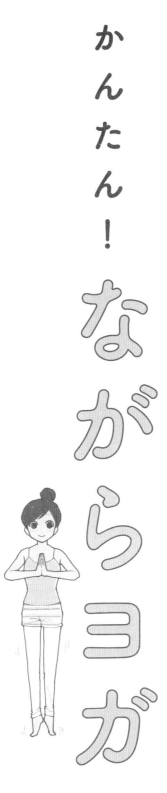

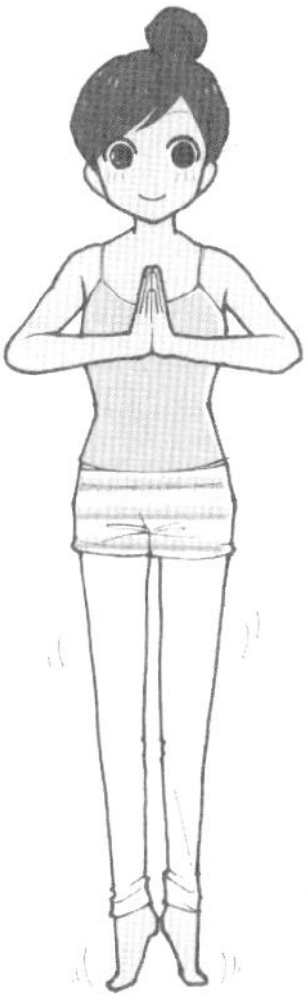

祥伝社

プロローグ

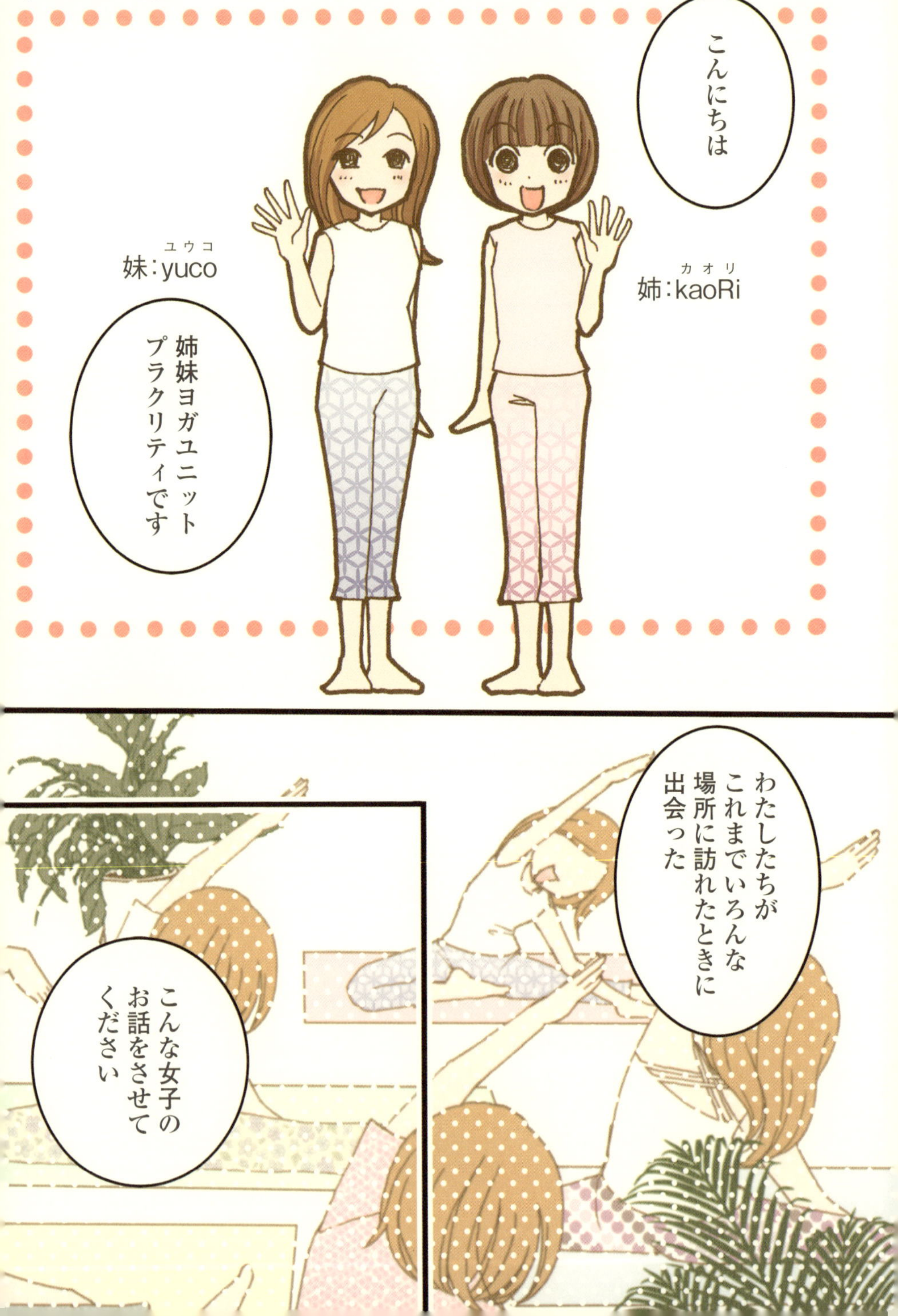
こんにちは
姉：kaoRi《カオリ》
妹：yuco《ユウコ》
姉妹ヨガユニット
プラクリティです
わたしたちが
これまでいろんな
場所に訪れたときに
出会った
こんな女子の
お話をさせて
ください

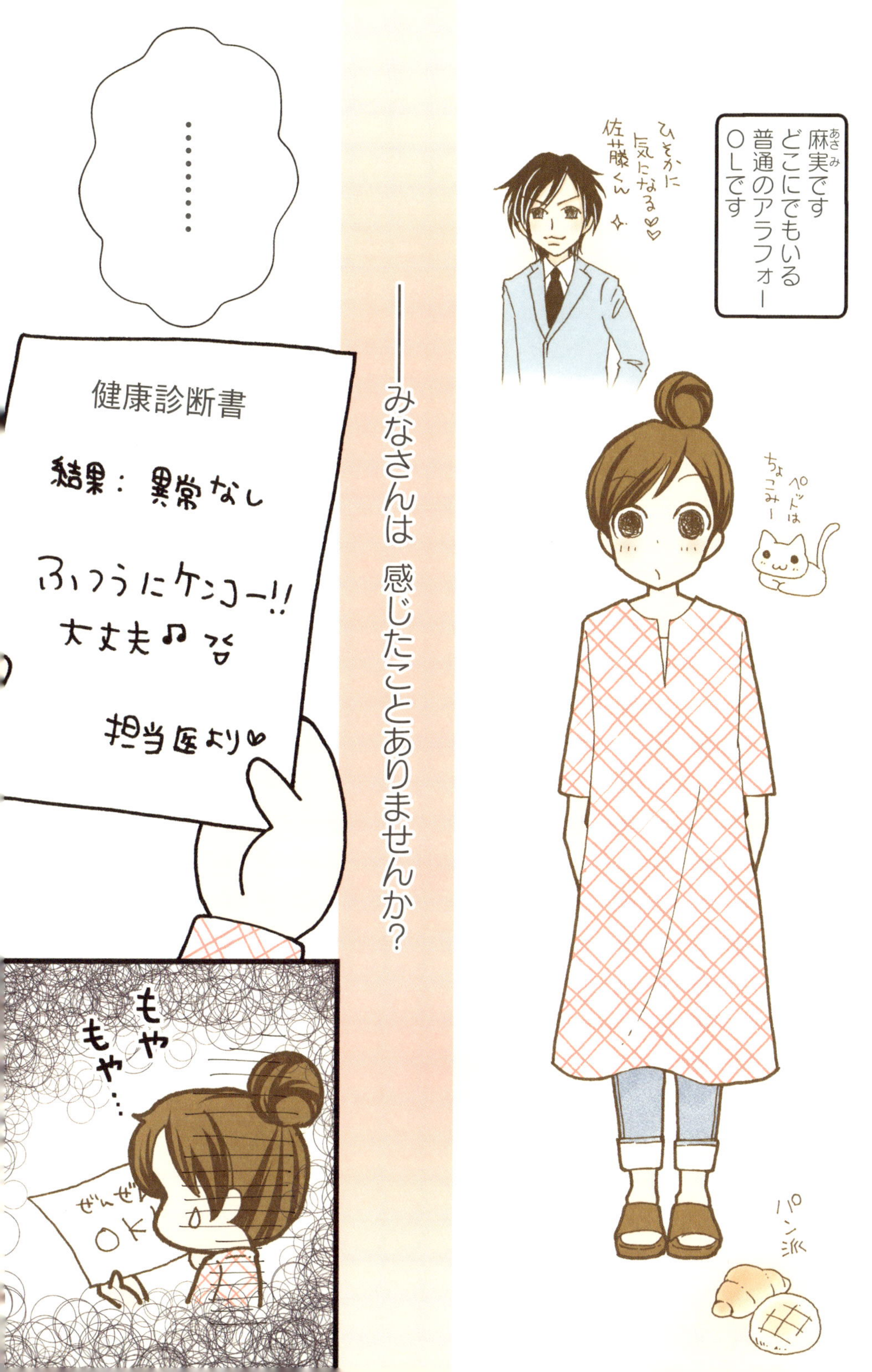

麻実《あさみ》です
どこにでもいる
普通のアラフォー
OLです
ひそかに気になる佐藤くん
ペットはちょこみー
パン派
――みなさんは 感じたことありませんか?
……
健康診断書
結果：異常なし
ふつうにケンコー!!
大丈夫♪
担当医より♥
もやもや…
ぜんぜ
OK

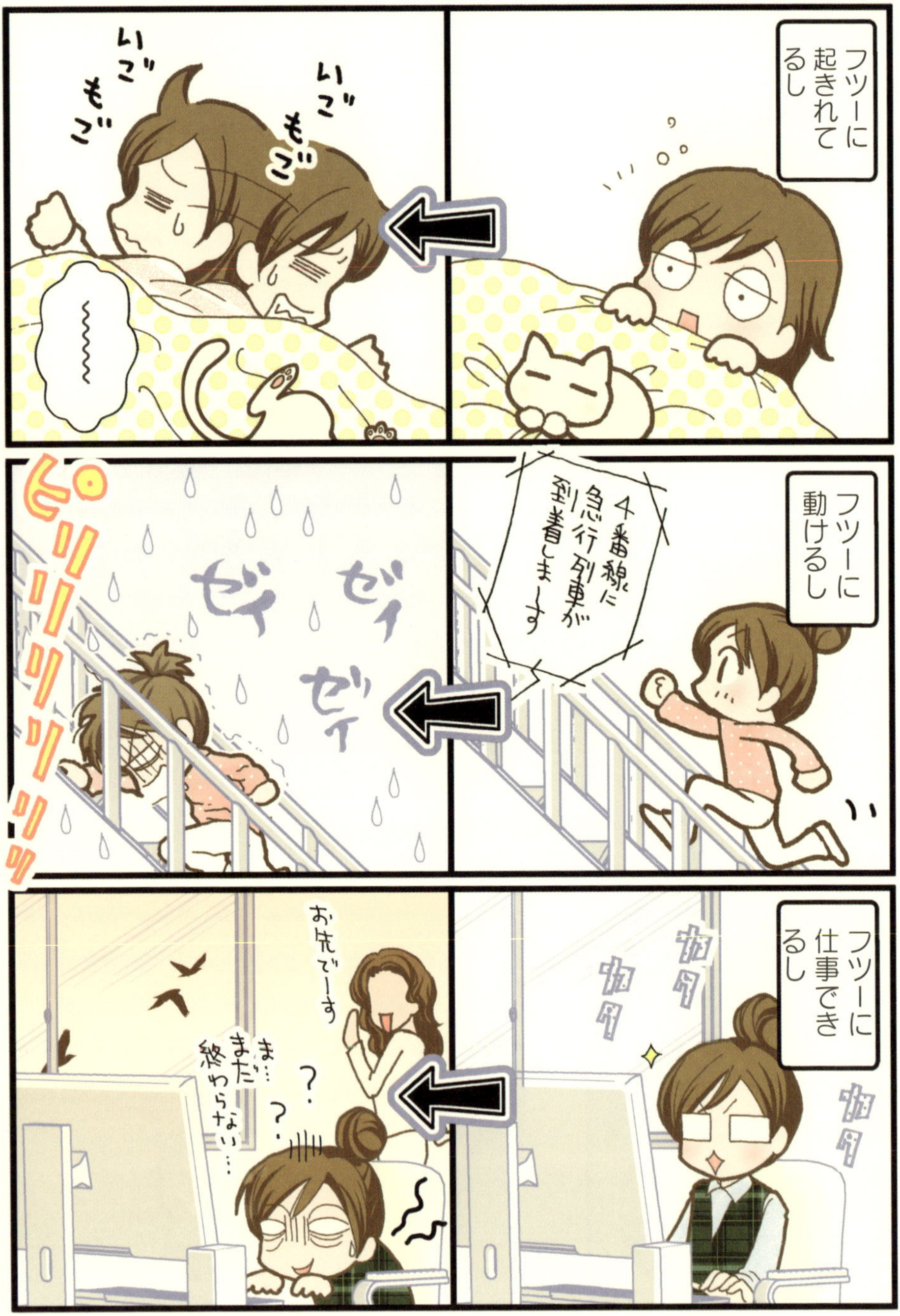
フツーに起きれてるし
いごもご
いごもご
フツーに動けるし
4番線に急行列車が到着します
ピリリリリリリッ
ゼイ
ゼイ
ゼイ
フツーに仕事できるし
カタカタ
カタカタ
お先でーす
？
？
ま…まだ終わらない…

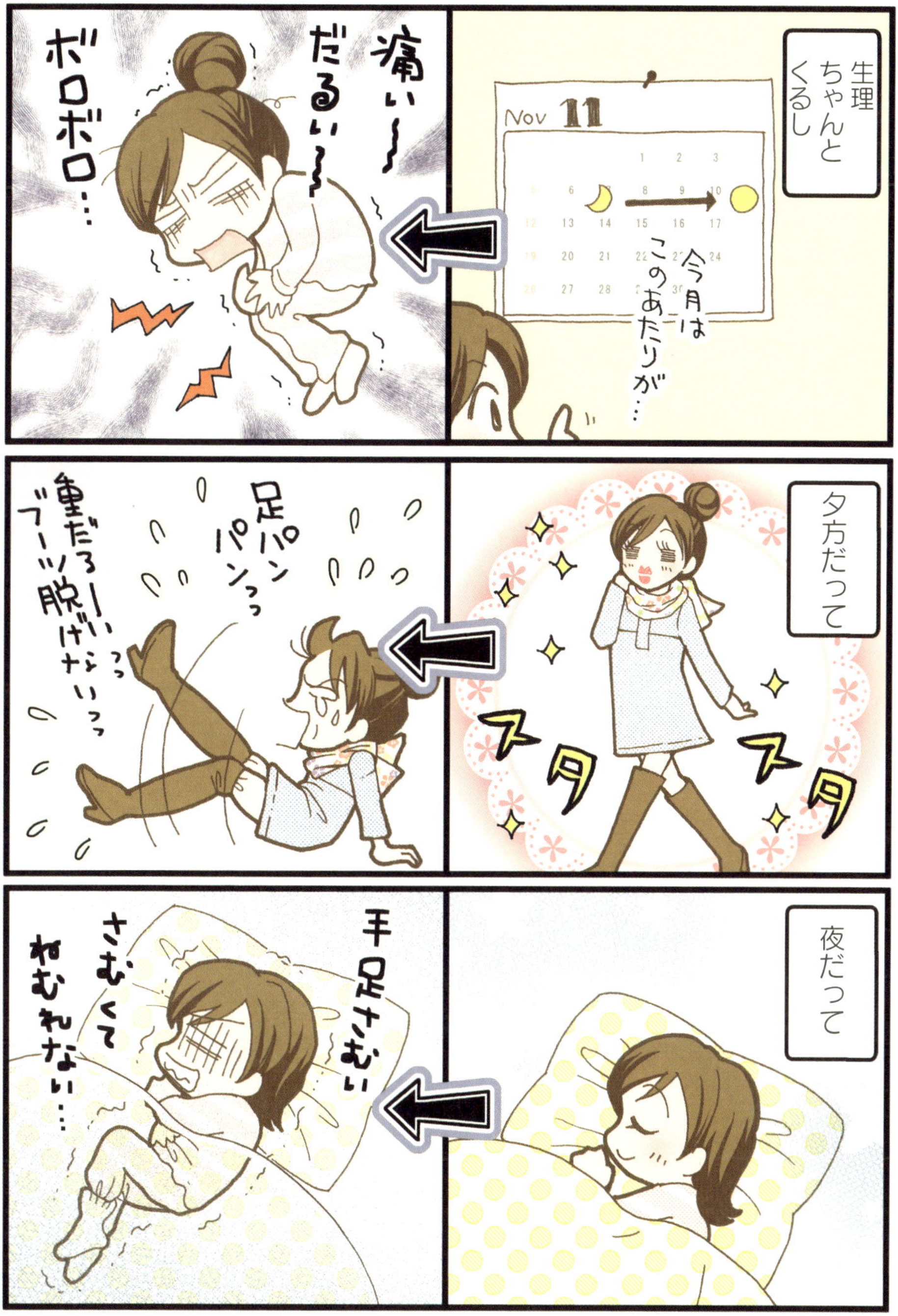

生理ちゃんとくるし
Nov 11
今月はこのあたりが…
痛い〜〜
だるい〜〜
ボロボロ…
夕方だって
スタスタ
スタ
足パンパンっっ
重だる〜〜いっっ
ブーツ脱げないっっ
夜だって
手足さむい
さむくて
ねむれない…

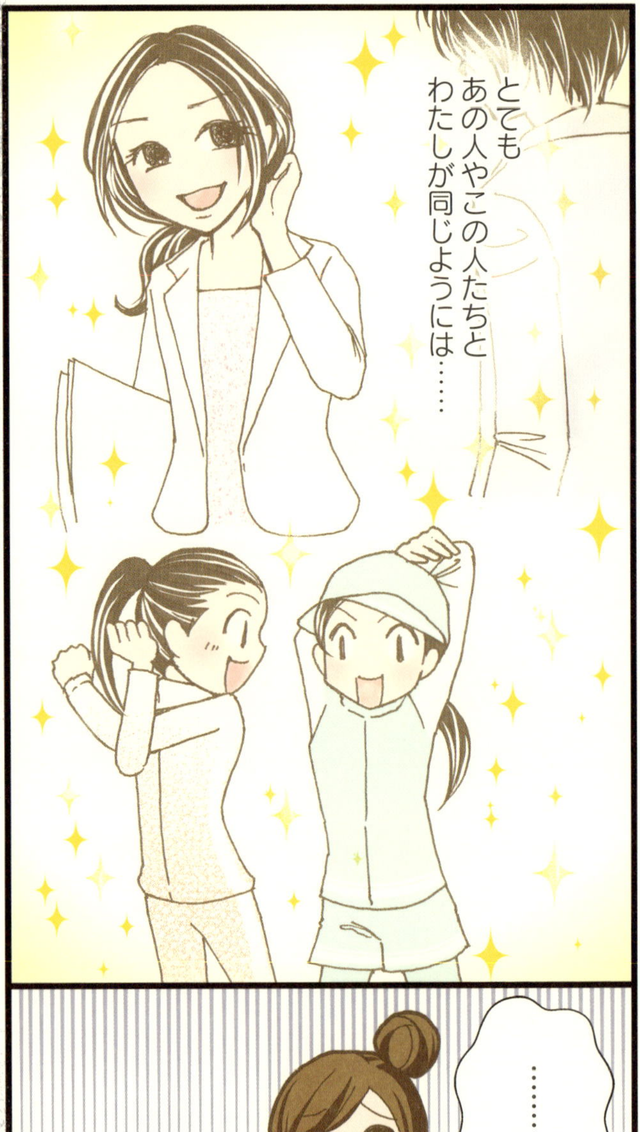
とても
あの人やこの人たちと
わたしが同じようには……
…………

いまのわたしって

本当に普通なの…？

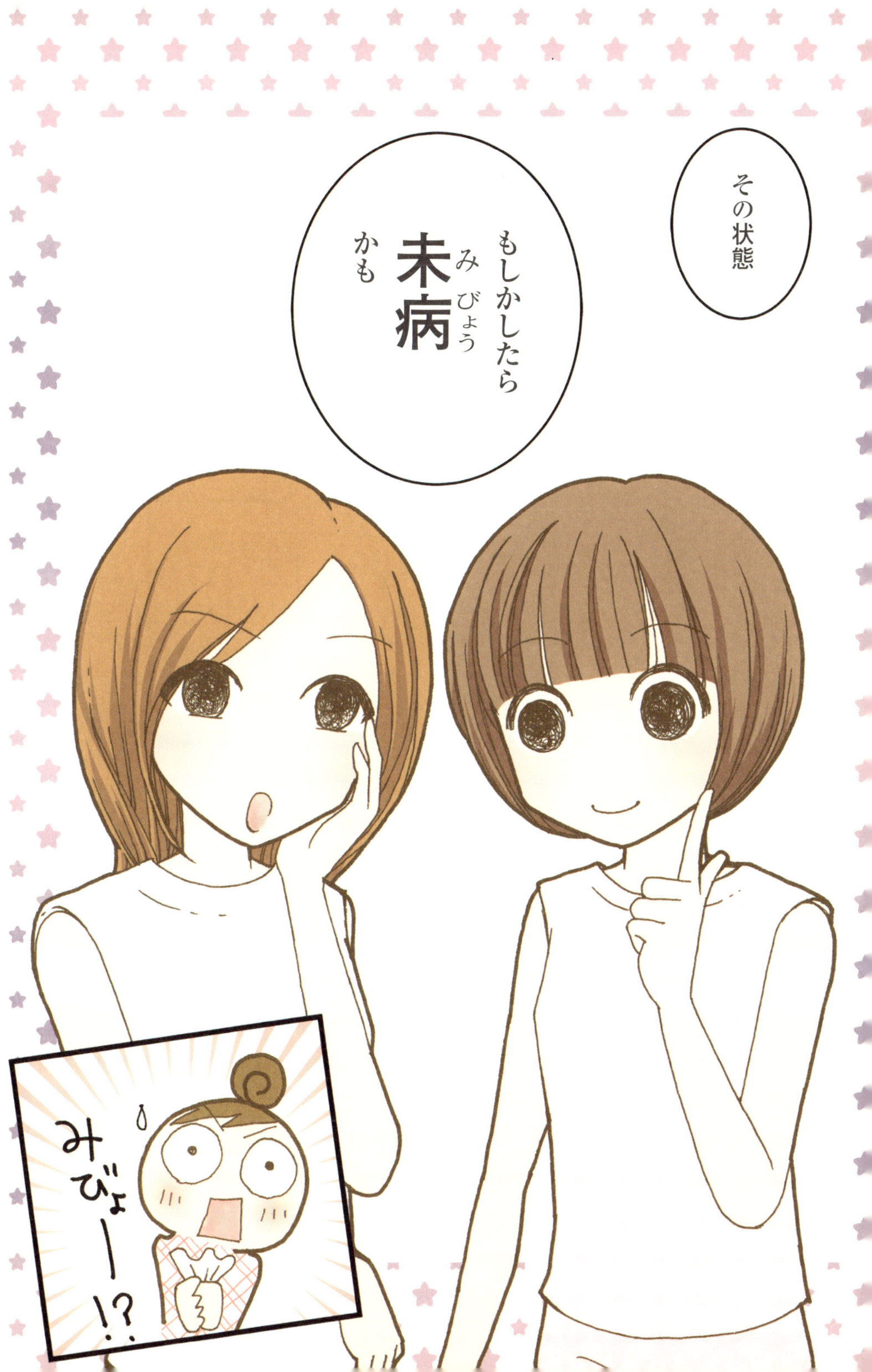
その状態
もしかしたら未《み》病《びょう》かも
みびょー!?

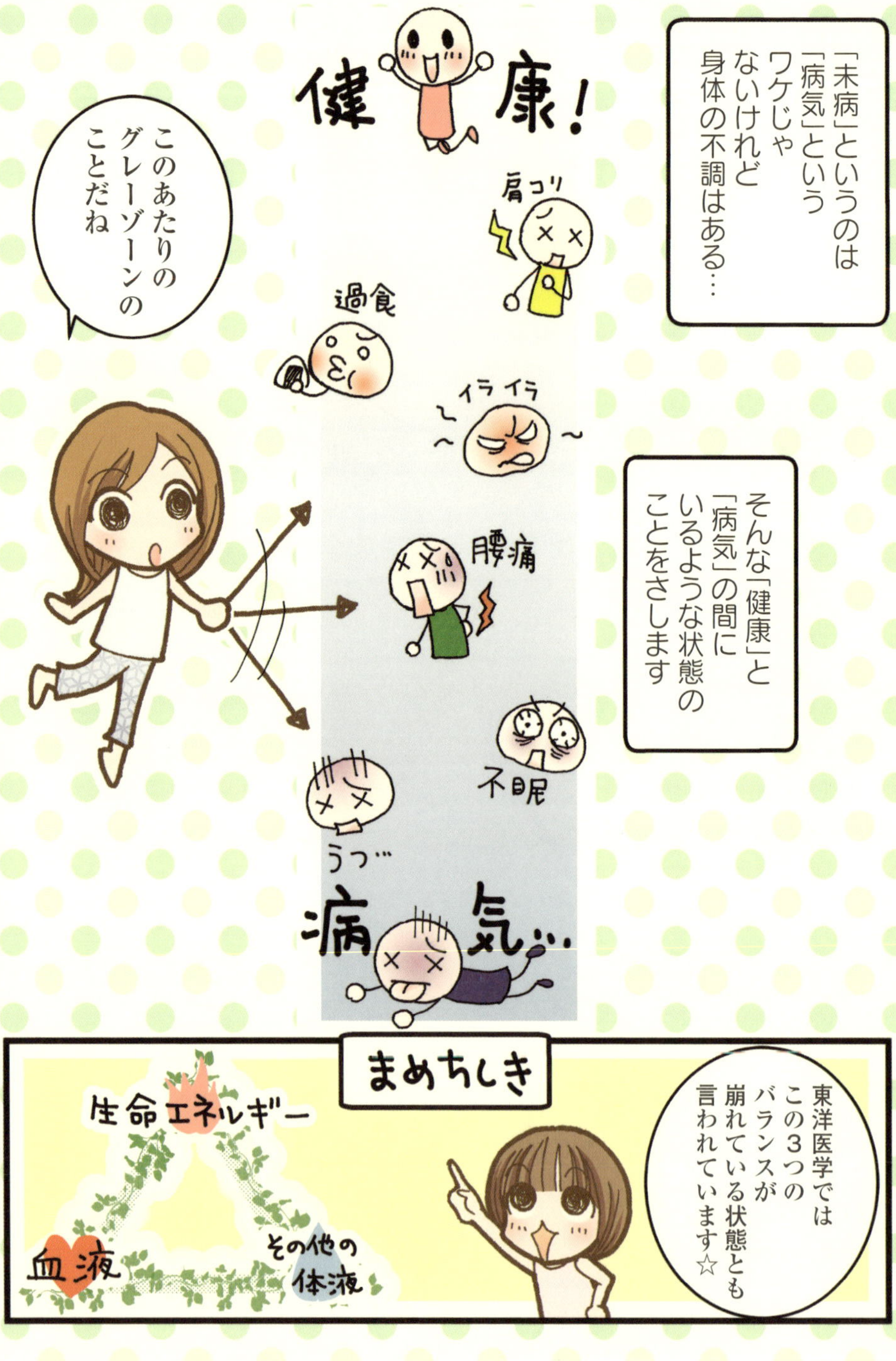
「未病」というのは
「病気」というワケじゃ
ないけれど
身体の不調はある…
健康！
肩コリ
過食
イライラ
このあたりの
グレーゾーンの
ことだね
そんな「健康」と
「病気」の間に
いるような状態の
ことをさします
腰痛
不眠
うつ…
病気…
まめちしき
東洋医学では
この3つの
バランスが
崩れている状態とも
言われています☆
生命エネルギー
血液
その他の
体液

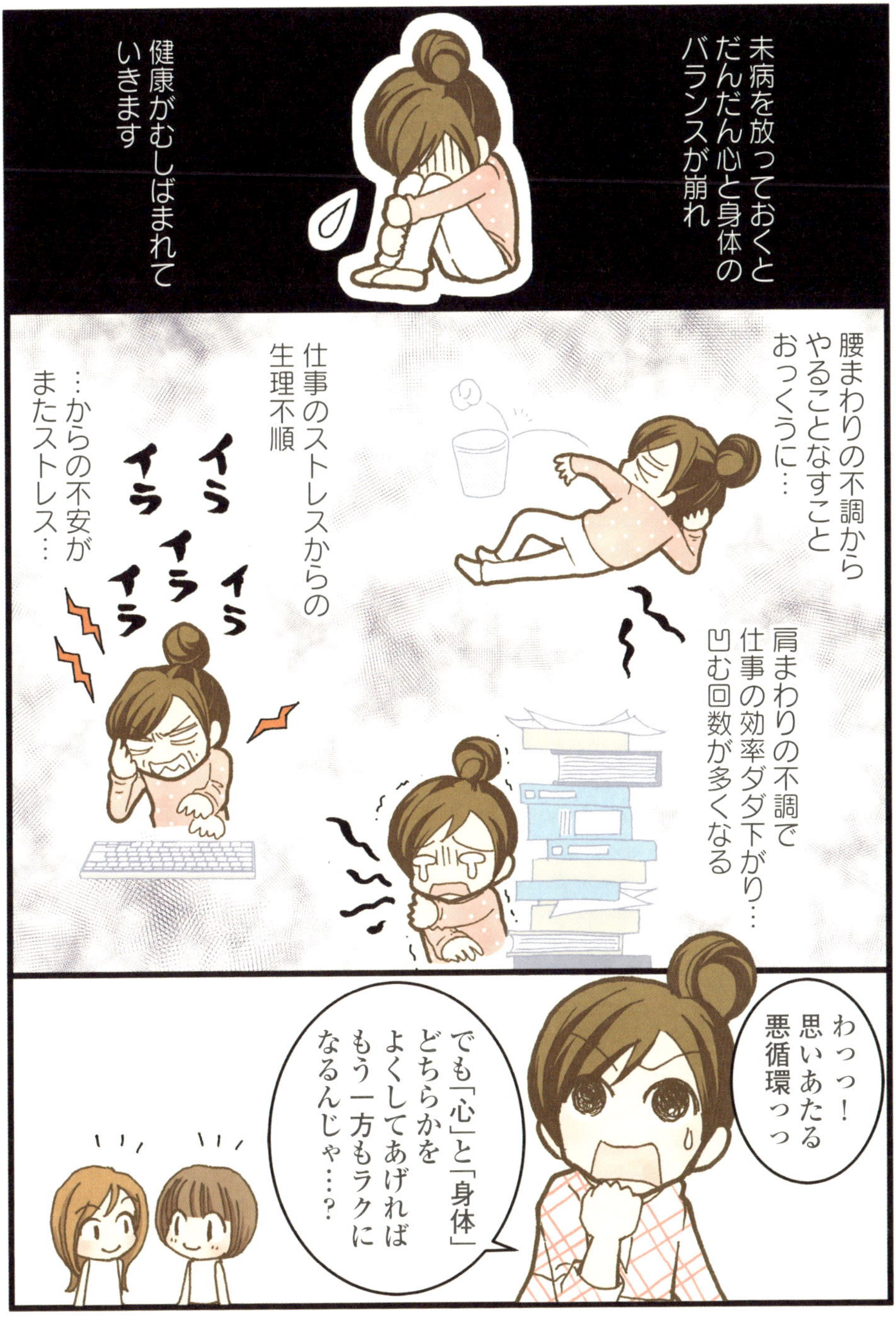
未病を放っておくとだんだん心と身体のバランスが崩れ
健康がむしばまれていきます
腰まわりの不調からやることなすことおっくうに…
肩まわりの不調で仕事の効率ダダ下がり…凹む回数が多くなる
仕事のストレスからの生理不順
イライラ イライラ イライラ
…からの不安がまたストレス…
わっっ！思いあたる悪循環っっ
でも「心」と「身体」どちらかをよくしてあげればもう一方もラクになるんじゃ…？

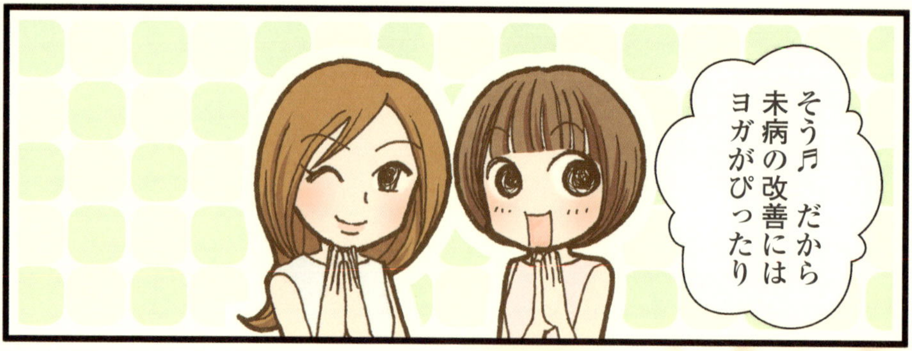
そう♬ だから
未病の改善には
ヨガがぴったり

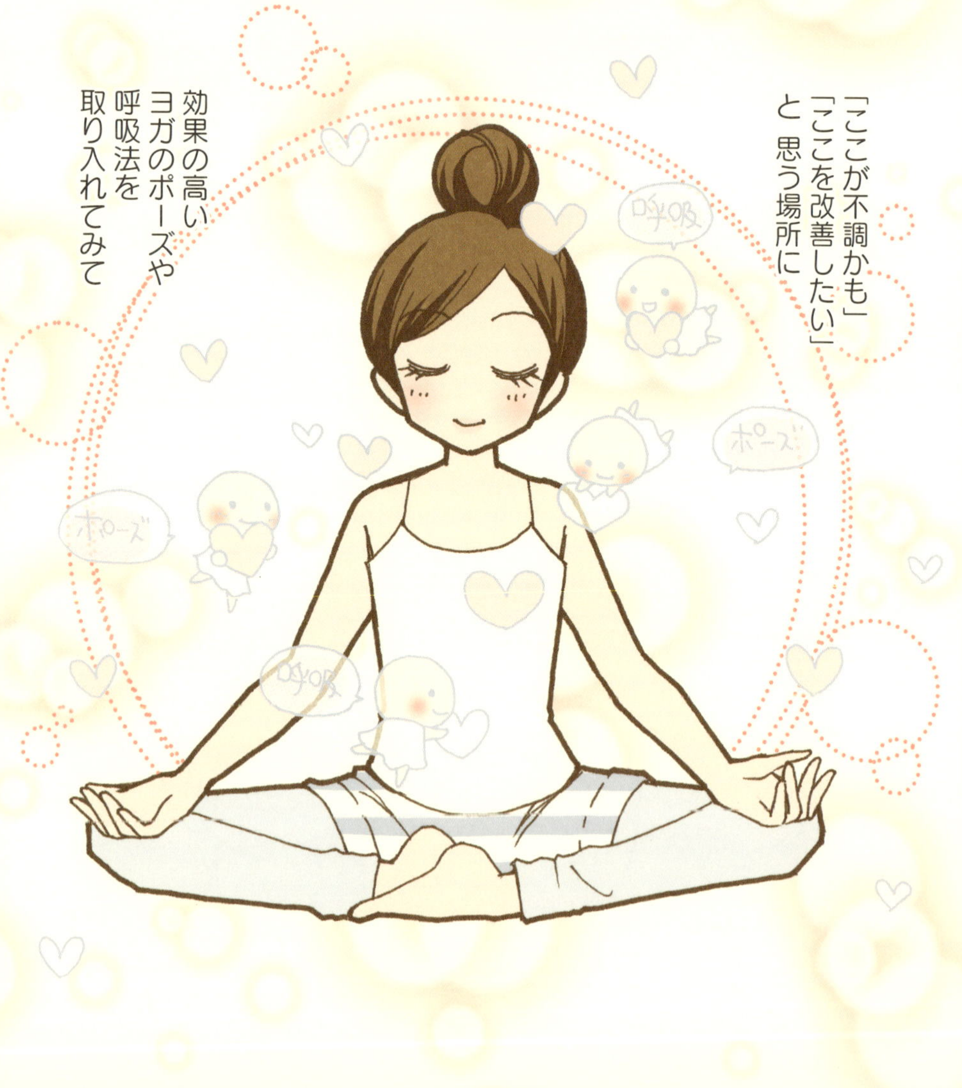
「ここが不調かも」
「ここを改善したい」
と 思う場所に
効果の高い
ヨガのポーズや
呼吸法を
取り入れてみて
呼吸
ポーズ
ポーズ
呼吸

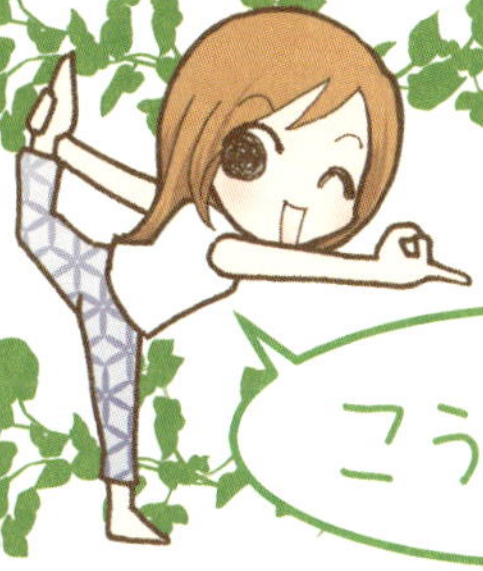

Yoga こうすれば効果UP↑

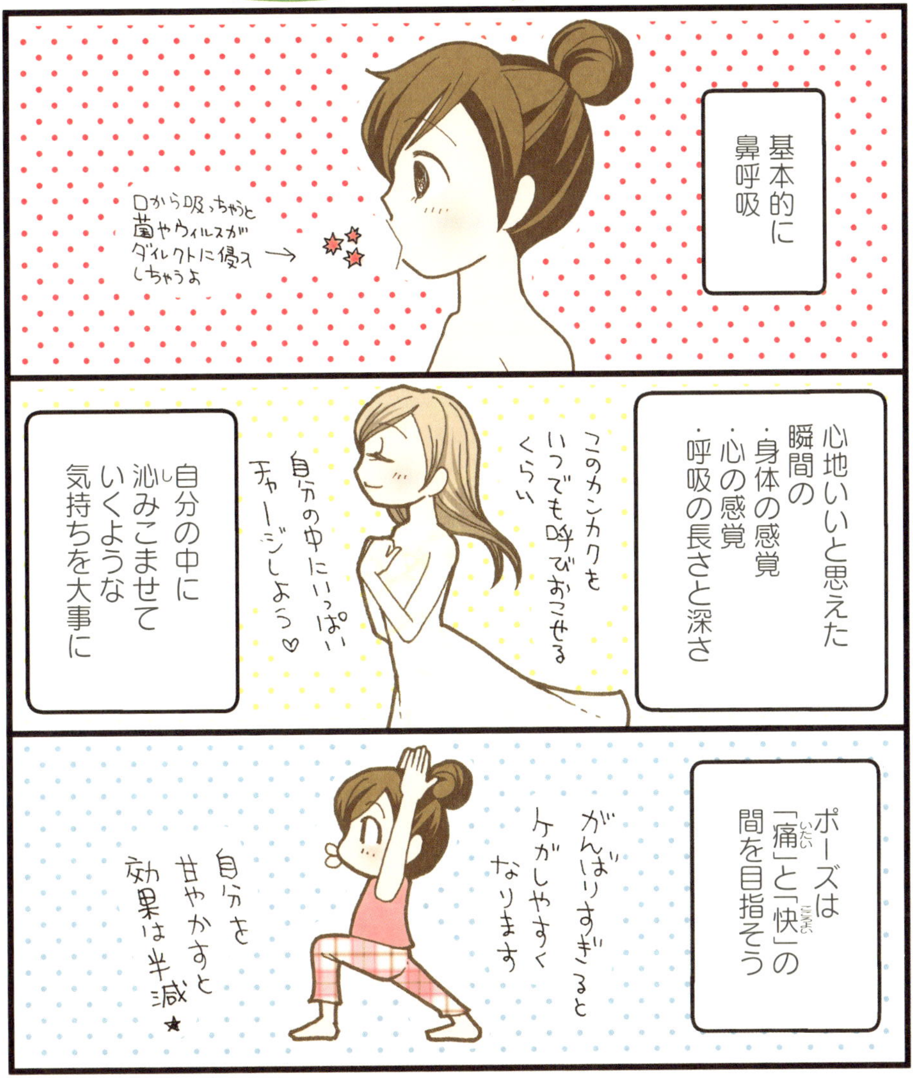

基本的に
鼻呼吸
口から吸っちゃうと
菌やウィルスが
ダイレクトに侵入
しちゃうよ
心地いいと思えた
瞬間の
・身体の感覚
・心の感覚
・呼吸の長さと深さ
このカンカクを
いつでも呼びおこせる
くらい
自分の中にいっぱい
チャージしよう♡
自分の中に
沁《し》みこませて
いくような
気持ちを大事に
ポーズは
「痛《いたい》」と「快《こころよい》」の
間を目指そう
がんばりすぎると
ケガしやすく
なります
自分を
甘やかすと
効果は半減★

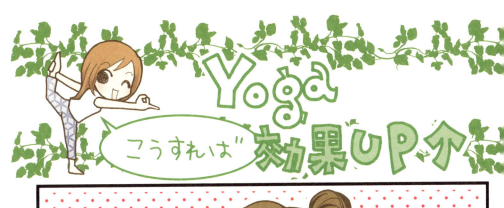

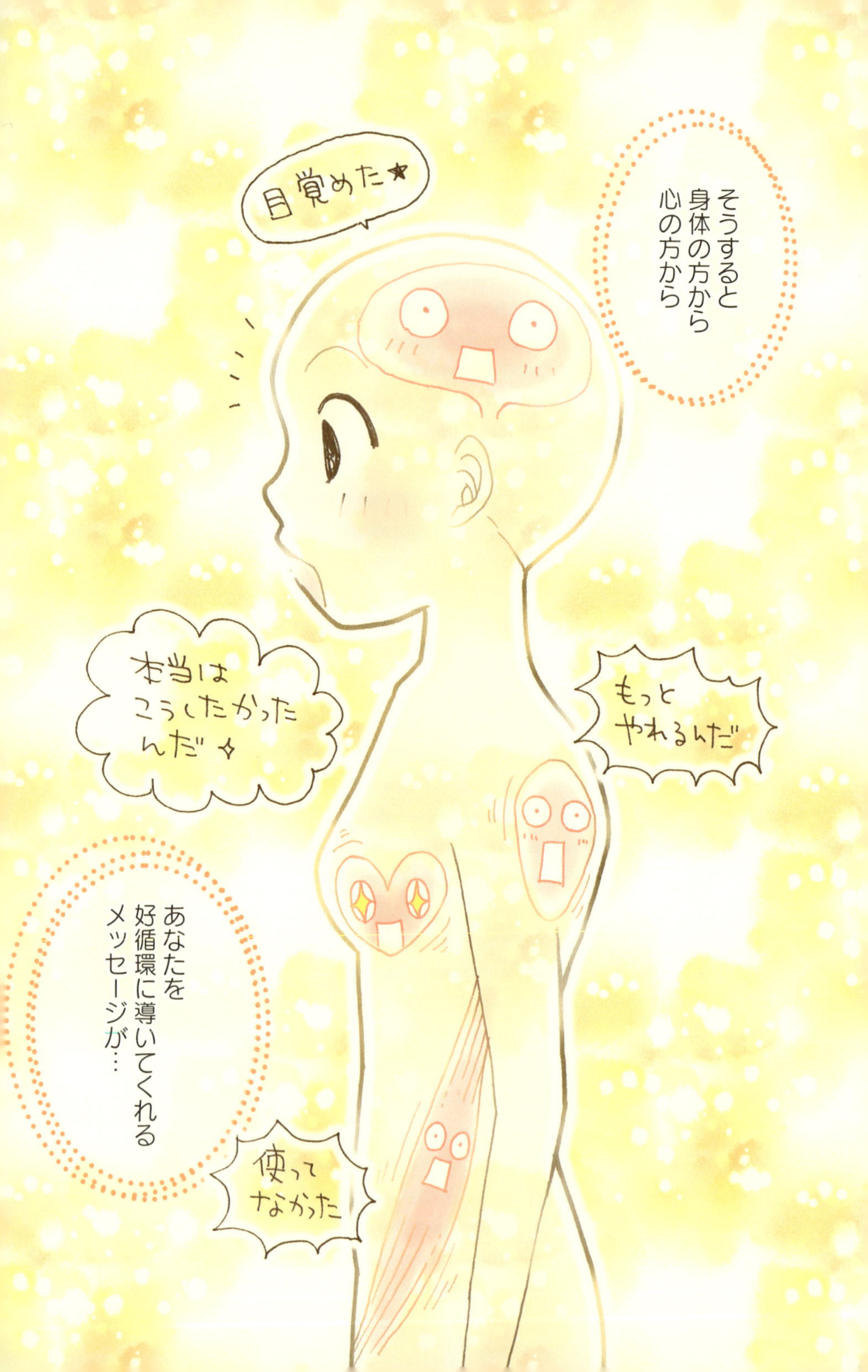
そうすると 身体の方から 心の方から
目覚めた★
もっと やれるんだ
本当は こうしたかったんだ✧
あなたを 好循環に導いてくれる メッセージが…
使って なかった

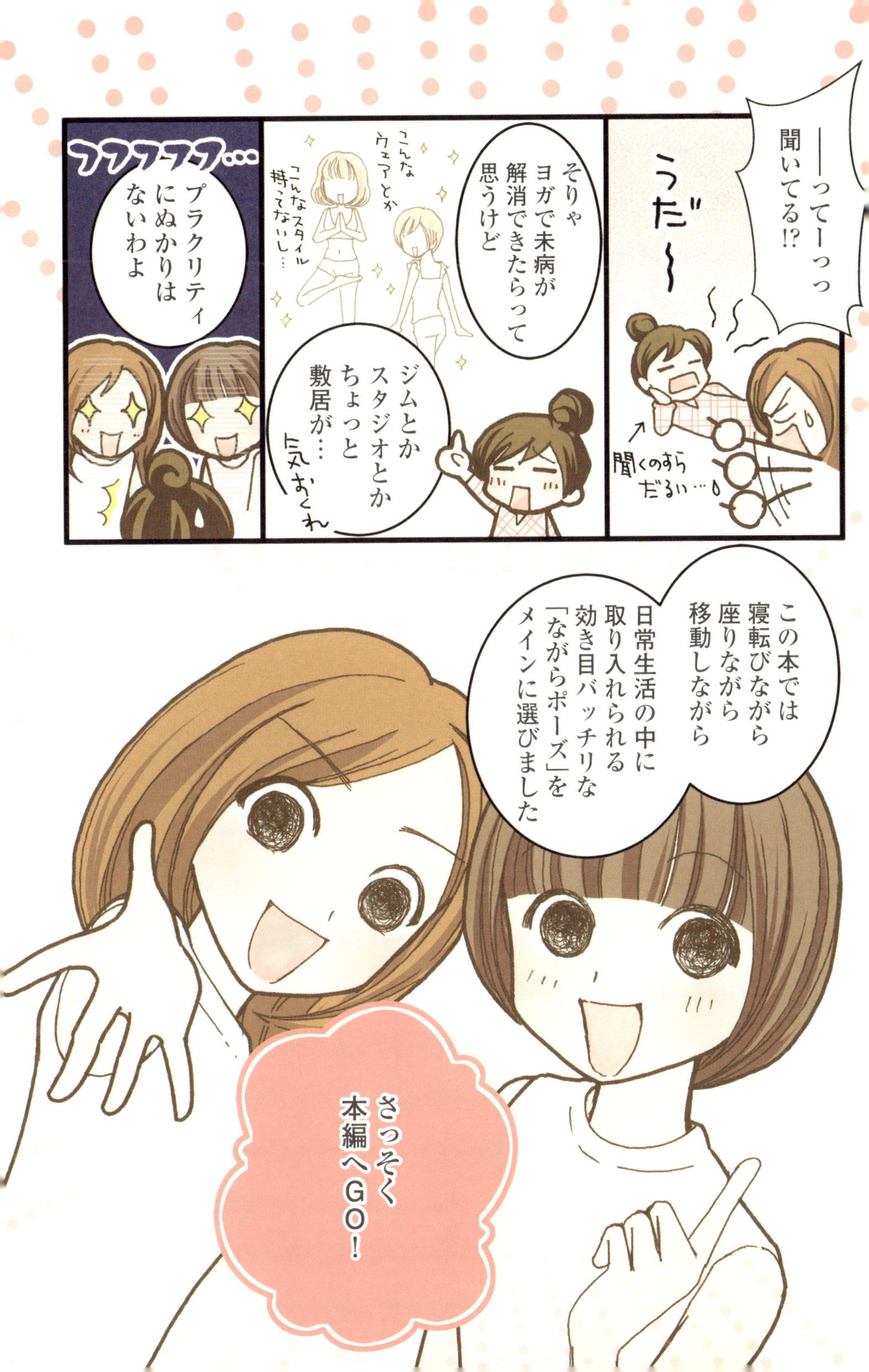

——ってーっっ
聞いてる!?
うだ～
聞くのすら
だるい…
そりゃ
ヨガで未病が
解消できたらって
思うけど
こんなウェアとか
こんなスタイル持ってないし…
ジムとか
スタジオとか
ちょっと
敷居が…
気おくれ
フフフフフ…
プラクリティ
にぬかりは
ないわよ
この本では
寝転びながら
座りながら
移動しながら
日常生活の中に
取り入れられる
効き目バッチリな
「ながらポーズ」を
メインに選びました
さっそく
本編へGO!

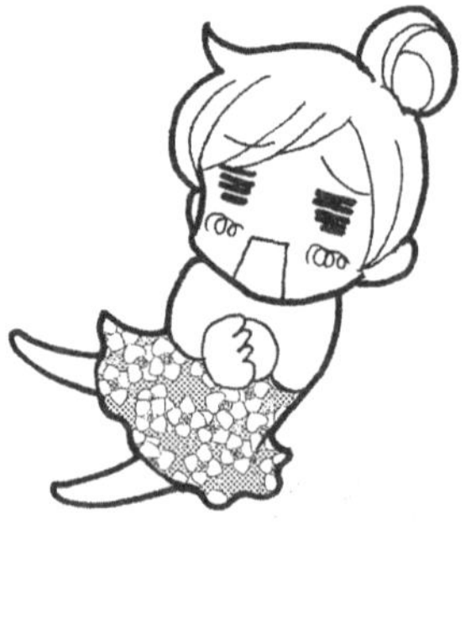

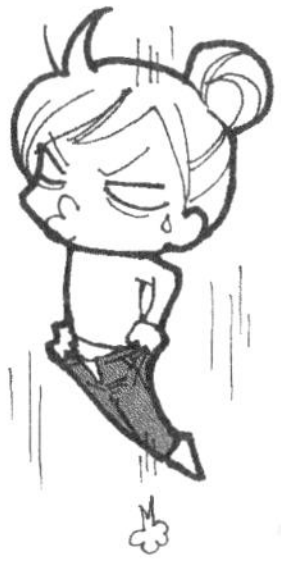

N A G A R A Y O G A

第1章

体を温めて代謝アップ

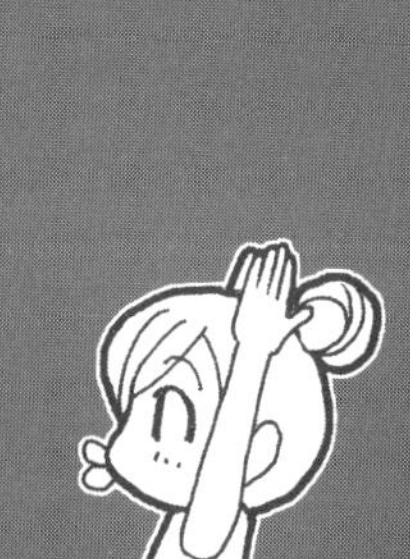

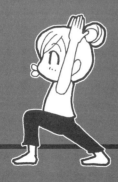

てゆーか 日ごろ「ヨガやろー♬」って気持ちがまずわかないんだよね
ぼり
ぼり
身体がだるいから ずーっと1日寝転がってたい
あーそれは『基《き》礎《そ》代《たい》謝《しゃ》が低下』してる証拠だね
Check してみよう★
□太りやすい？ □冷え性？ □疲れやすい？
□昔ほどヤル気が起きない？
あわわわ…

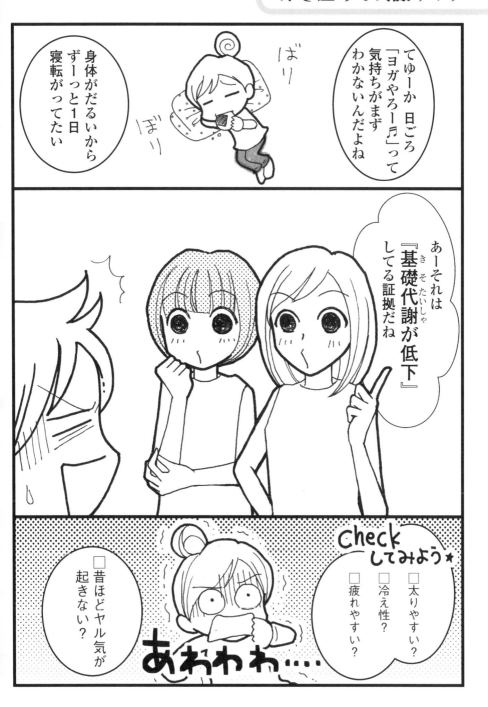

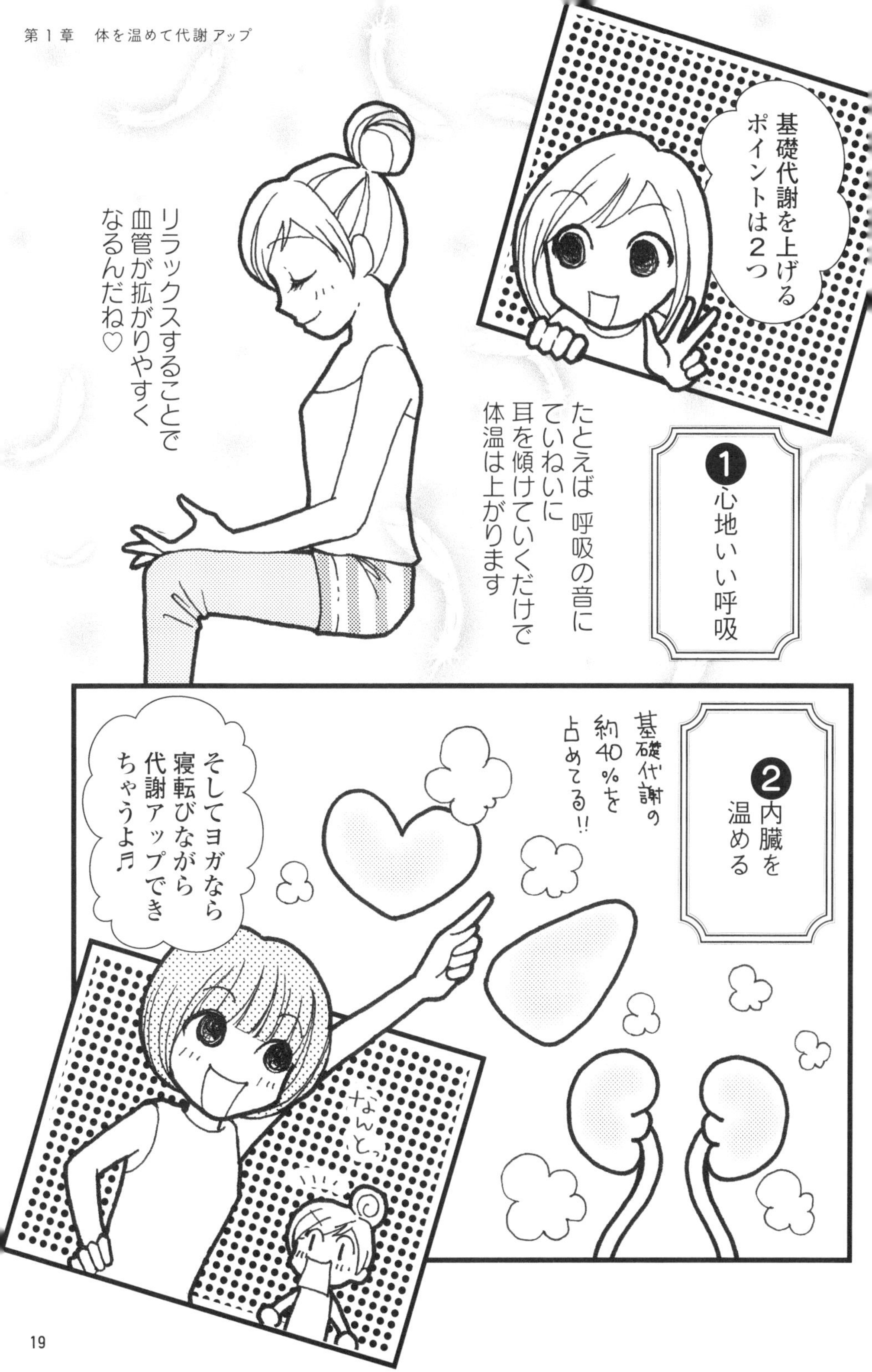
基礎代謝を上げるポイントは２つ
❶心地いい呼吸
たとえば 呼吸の音にていねいに耳を傾けていくだけで体温は上がります
リラックスすることで血管が拡がりやすくなるんだね♡
❷内臓を温める
基礎代謝の約40%を占めてる!!
そしてヨガなら寝転びながら代謝アップできちゃうよ♬
なんとっ

NAGARAYOGA
ポーズ 1

ぐーたら三日月

まずはベッドの上で寝たままできるポーズをご紹介。片手を持って伸ばしたわき腹がどんどん伸びて、肺いっぱいにキレイな空気が吸い込まれていきます。

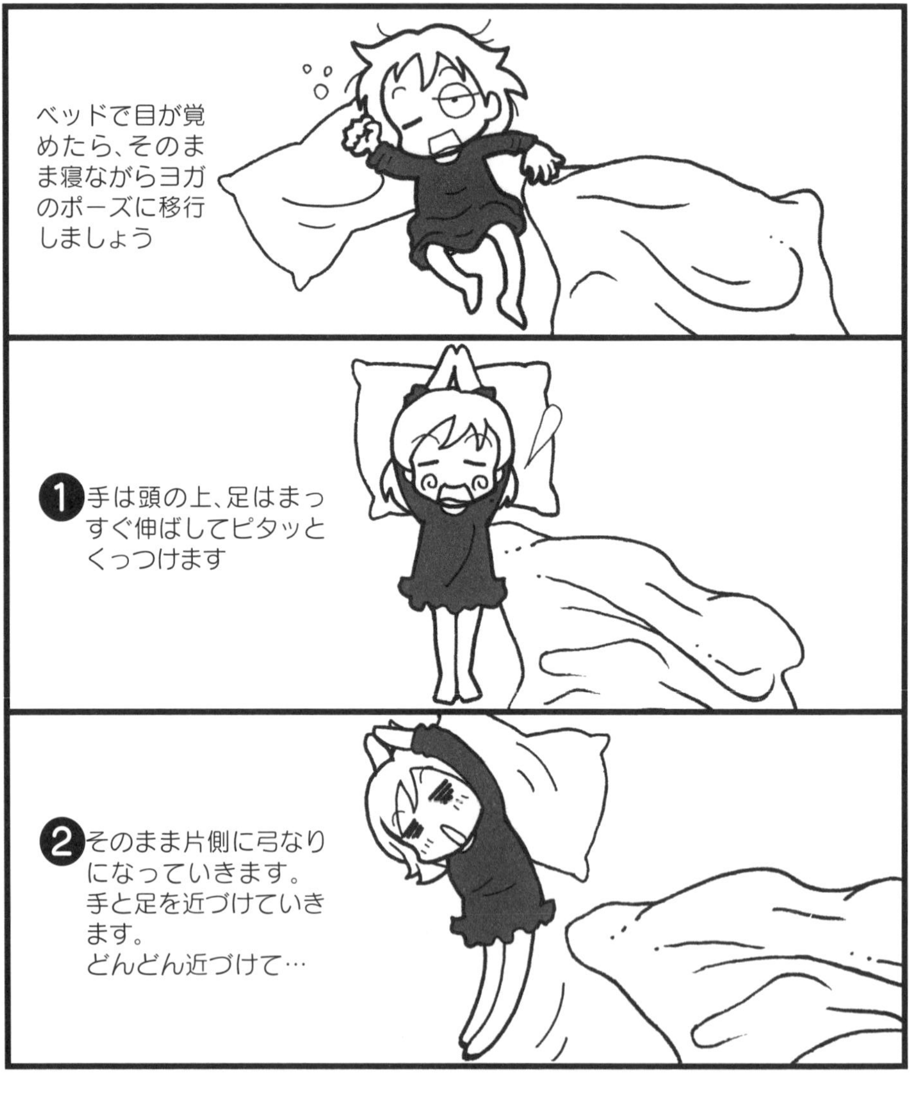
ベッドで目が覚めたら、そのまま寝ながらヨガのポーズに移行しましょう
❶手は頭の上、足はまっすぐ伸ばしてピタッとくっつけます
❷そのまま片側に弓なりになっていきます。
手と足を近づけていきます。
どんどん近づけて…

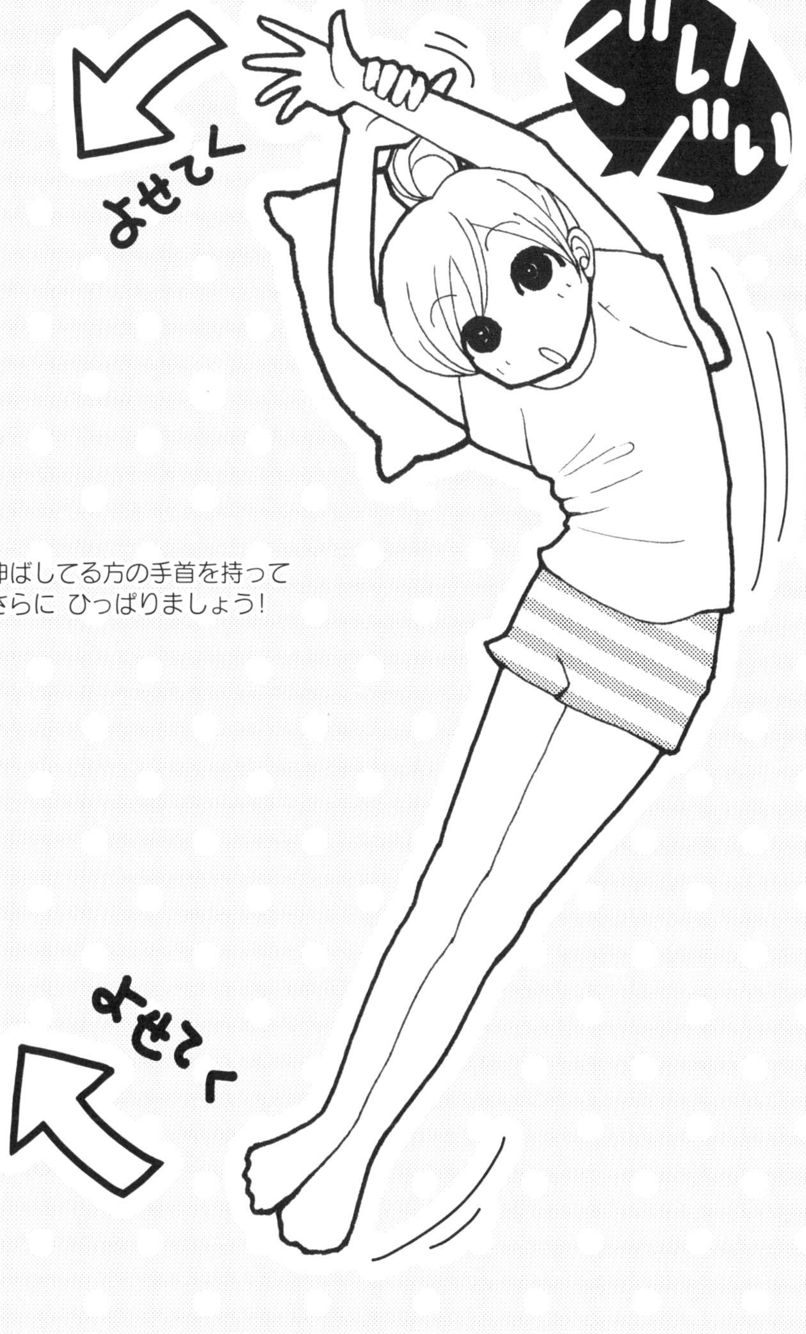

❸伸ばしてる方の手首を持って
さらに ひっぱりましょう!

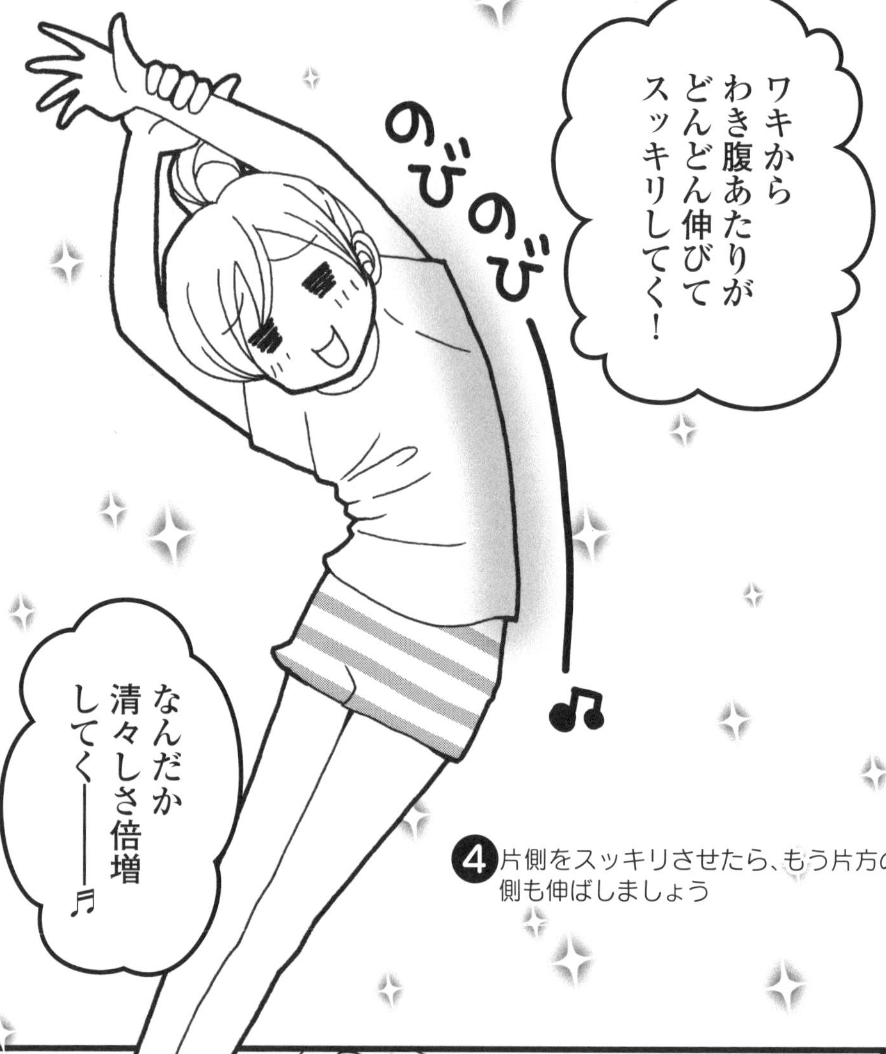
ワキからわき腹あたりがどんどん伸びてスッキリしてく！
のびのび
なんだか清々しさ倍増してく――♬

4 片側をスッキリさせたら、もう片方の側も伸ばしましょう

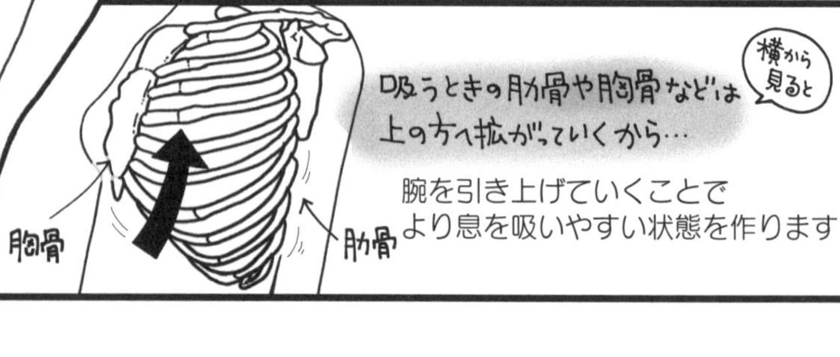

腕を引き上げていくことで
より息を吸いやすい状態を作ります

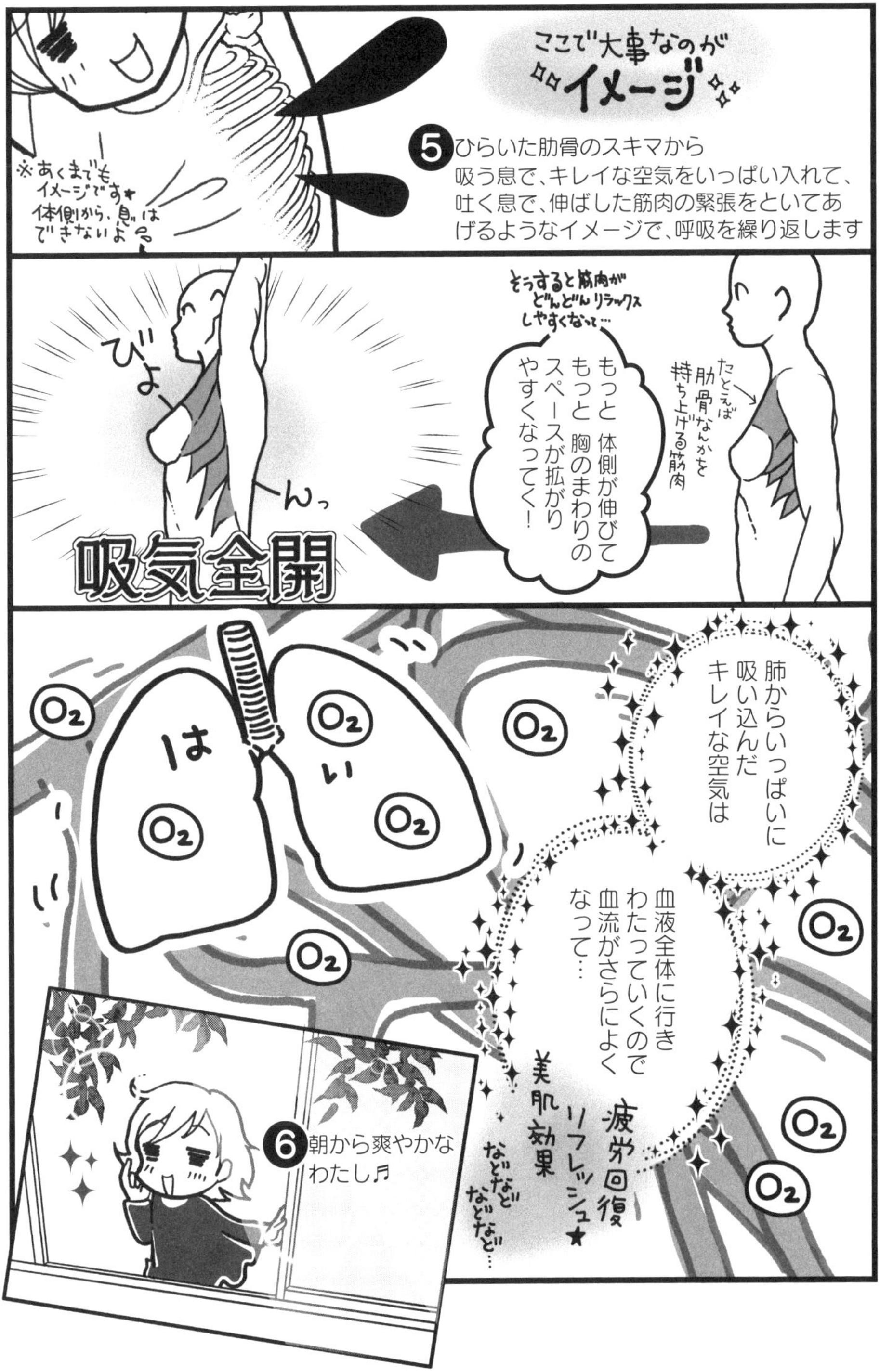
ここで大事なのが
イメージ
5 ひらいた肋骨のスキマから吸う息で、キレイな空気をいっぱい入れて、吐く息で、伸ばした筋肉の緊張をといてあげるようなイメージで、呼吸を繰り返します
※あくまでもイメージです★ 体側から、息はできないよ
そうすると筋肉がどんどんリラックスしやすくなって…
たとえば肋骨なんかを持ち上げる筋肉
もっと体側が伸びて もっと胸のまわりのスペースが拡がりやすくなってく！
びよ
んっ
吸気全開
肺からいっぱいに吸い込んだキレイな空気は
血液全体に行きわたっていくので血流がさらによくなって…
疲労回復
リフレッシュ★
美肌効果
などなど
などなど…
は
い
O_2
6 朝から爽やかなわたし♬

NAGARAYOGA

ポーズ 2

やしの木ぐるり

両手を伸ばしたまま上からぐるりと回します。肩甲骨を体の中心に寄せていくことで、血流を促進させ、肩まわりをすっきりさせます。じわじわと温かくなります。

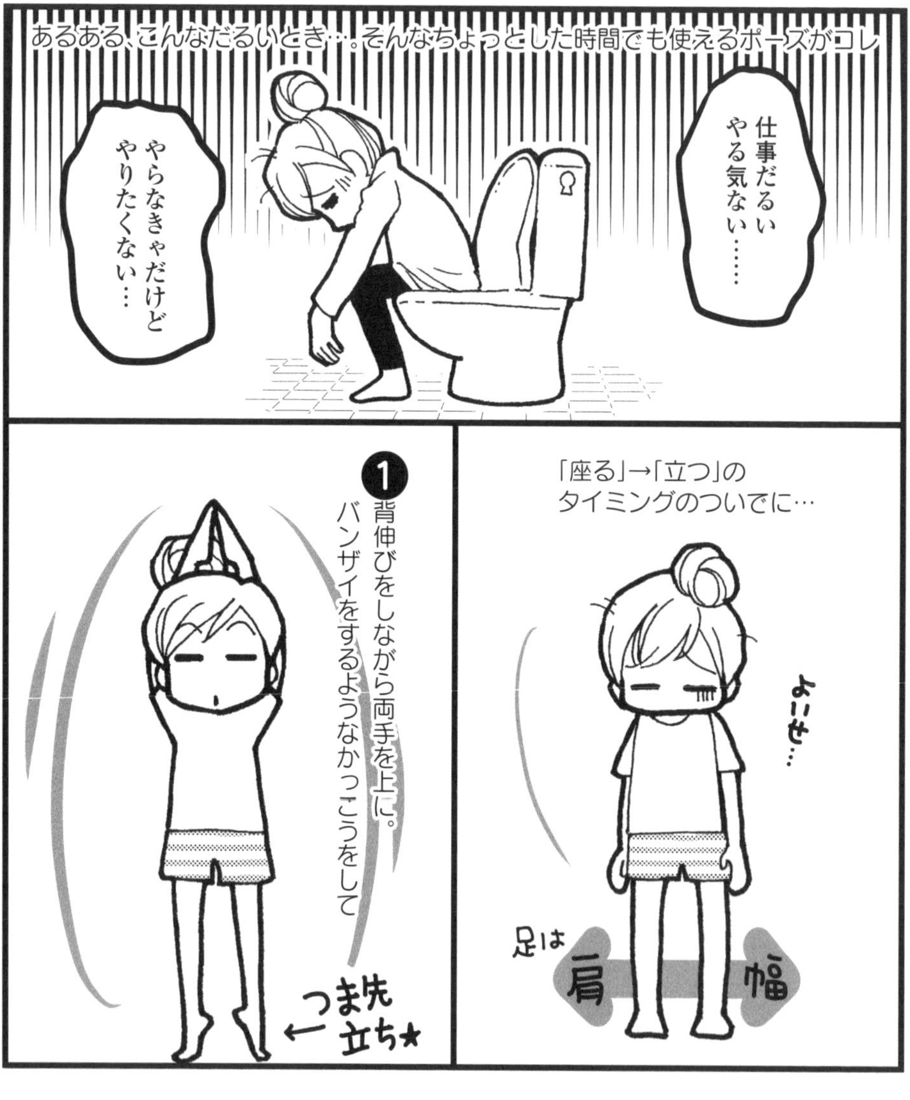
あるある、こんなだるいとき…。そんなちょっとした時間でも使えるポーズがコレ
仕事だるい やる気ない……
やらなきゃだけど やりたくない…
「座る」→「立つ」の タイミングのついでに…
よいせ…
足は 肩 幅
1 背伸びをしながら両手を上に。 バンザイをするようなかっこうをして
← つま先立ち★

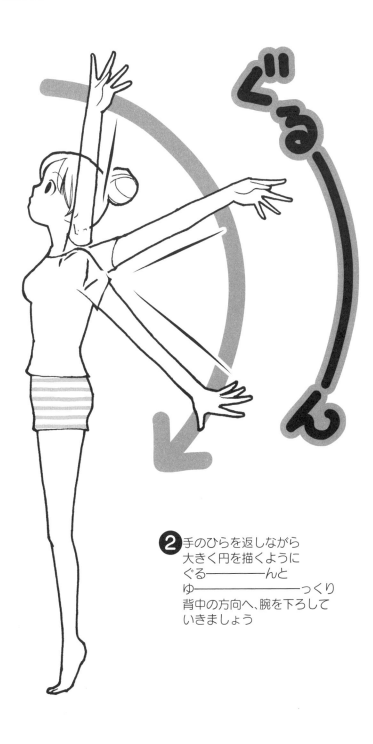

❷手のひらを返しながら
大きく円を描くように
ぐる――――んと
ゆ――――――――――っくり
背中の方向へ、腕を下ろして
いきましょう

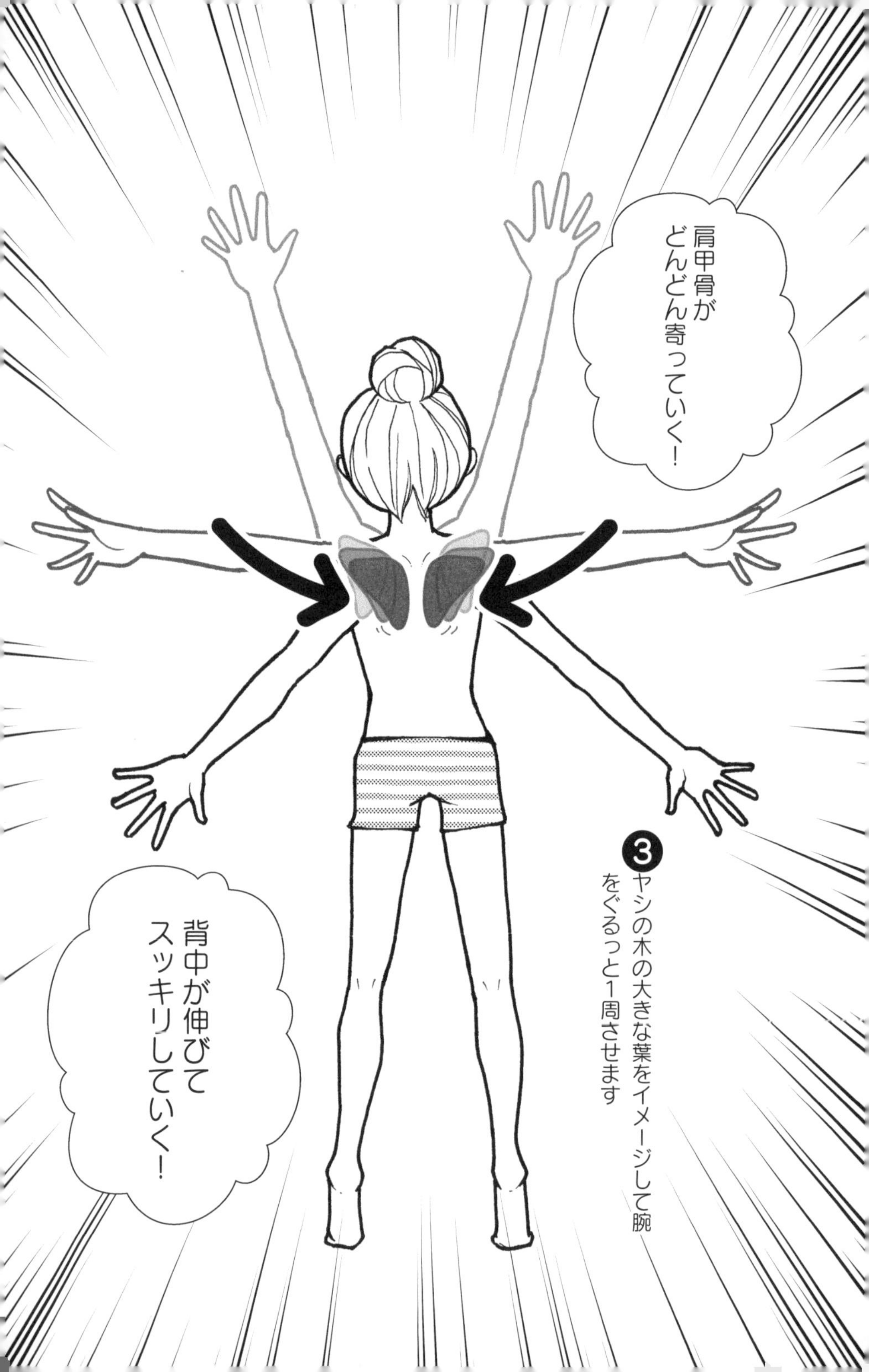

❸ヤシの木の大きな葉をイメージして腕をぐるっと1周させます

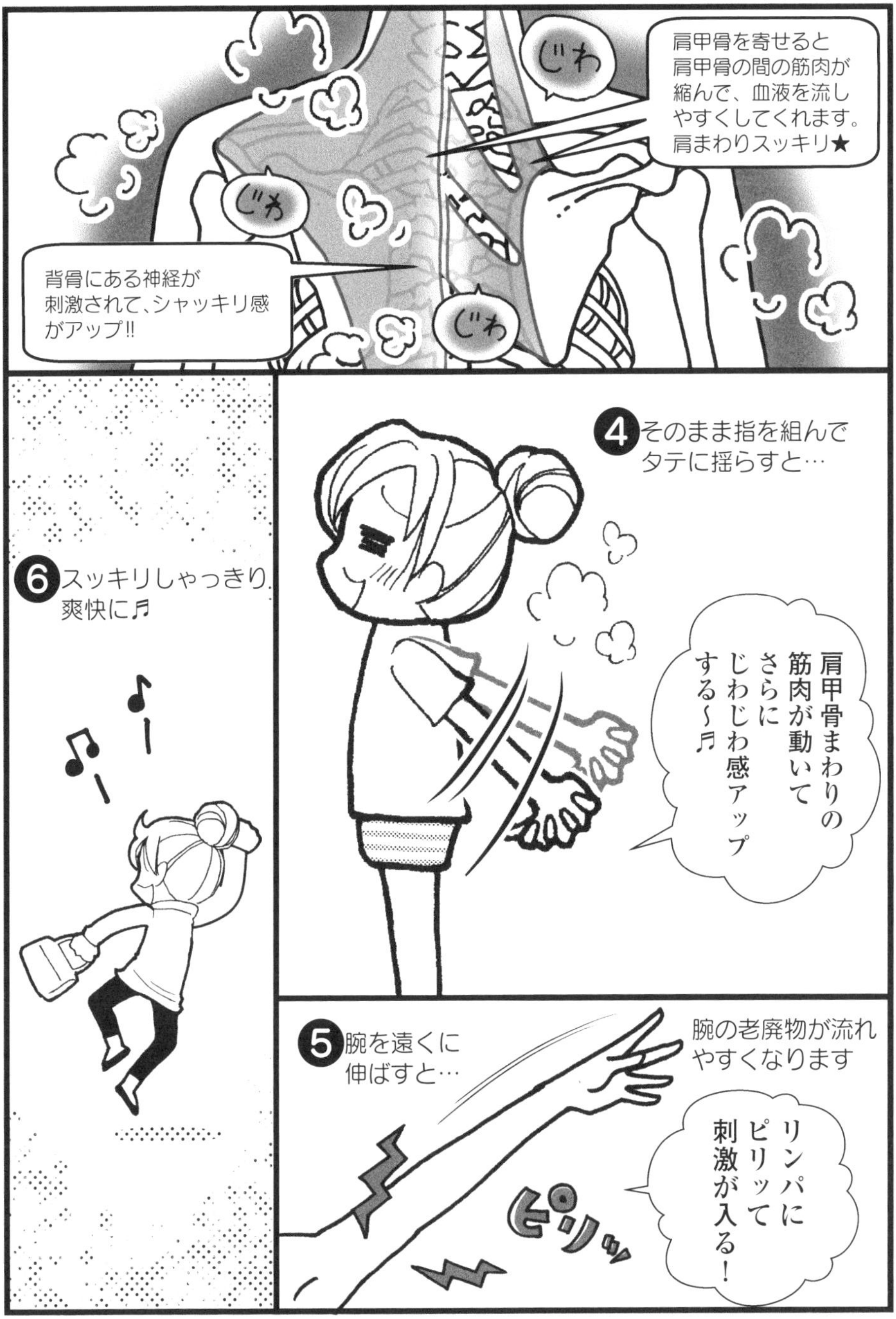
肩甲骨を寄せると
肩甲骨の間の筋肉が
縮んで、血液を流し
やすくしてくれます。
肩まわりスッキリ★
じわ
じわ
じわ
背骨にある神経が
刺激されて、シャッキリ感
がアップ!!
❹そのまま指を組んで
タテに揺らすと…
肩甲骨まわりの筋肉が動いてさらにじわじわ感アップする〜♬
❺腕を遠くに
伸ばすと…
腕の老廃物が流れ
やすくなります
リンパにピリッて刺激が入る！
ピリッ
❻スッキリしゃっきり
爽快に♬

NAGARAYOGA
ポーズ 3

足裏あわせ

これも寝転がったままできるポーズです。ヒザを曲げて両足の裏同士を押しつけましょう。股関節が温かくなっていきますので、骨盤がぽかぽかしてきます。

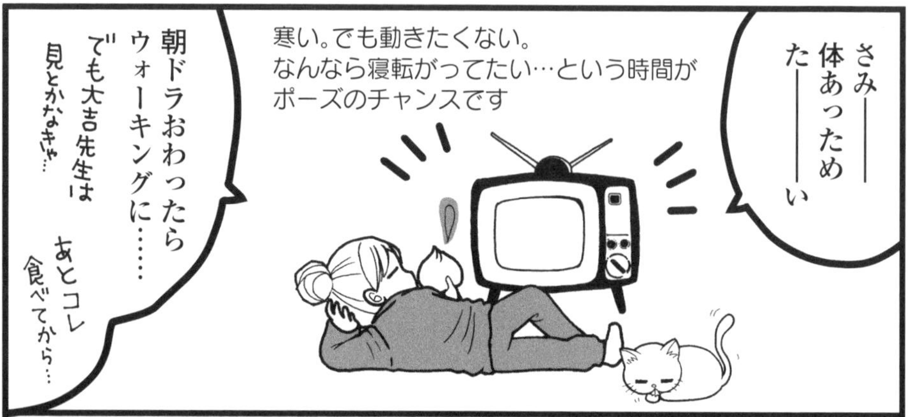

さみ――
体あっため
た――い
寒い。でも動きたくない。
なんなら寝転がってたい…という時間が
ポーズのチャンスです
朝ドラおわったら
ウォーキングに……
でも大吉先生は
見とかなきゃ…
あとコレ
食べてから…

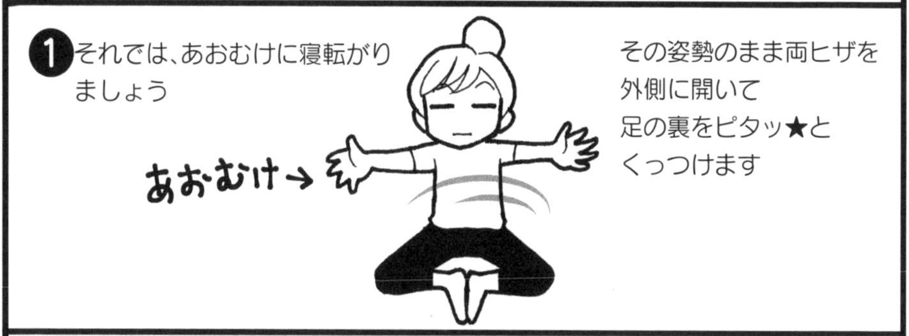

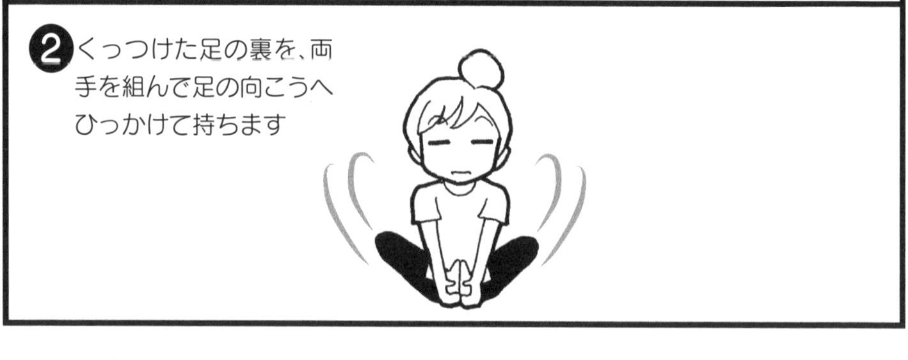

2 くっつけた足の裏を、両手を組んで足の向こうへひっかけて持ちます

❸足の裏と裏を
ぐ――――――――っと
ず――――――――っと
押し合ってみよう!

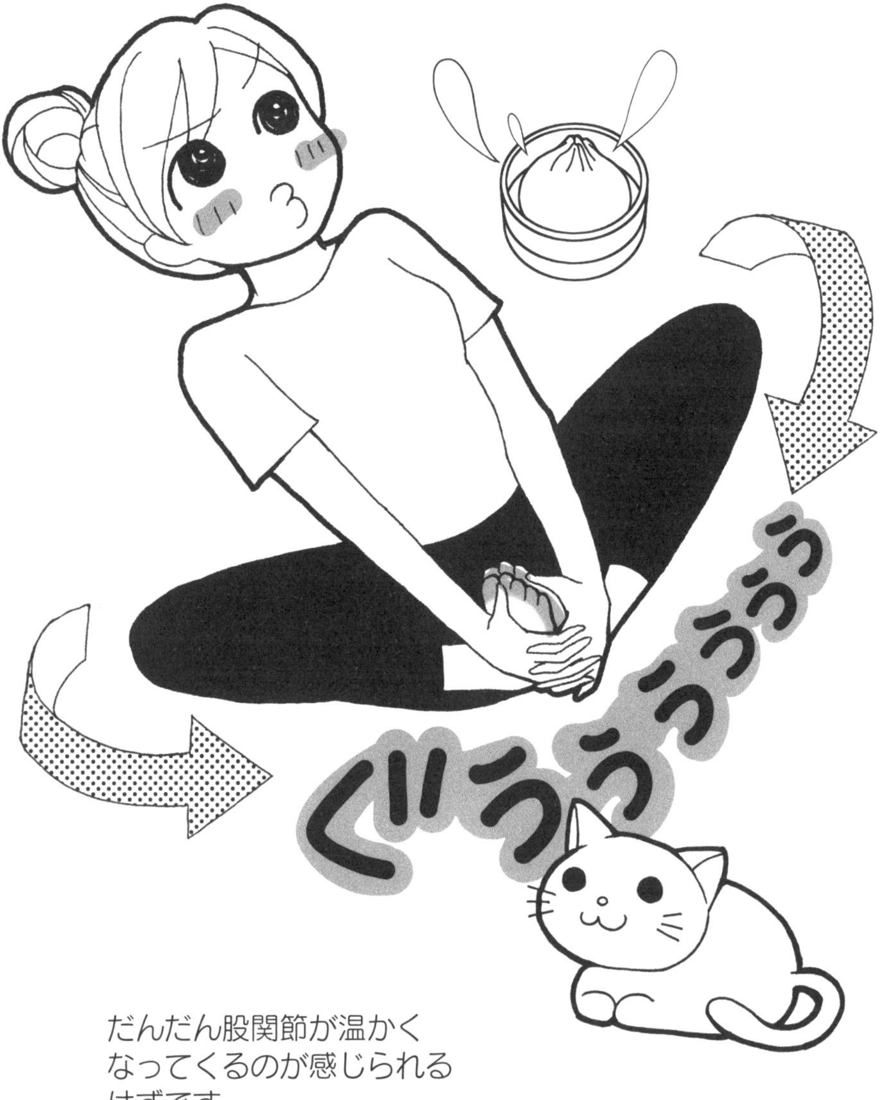

だんだん股関節が温かく
なってくるのが感じられる
はずです

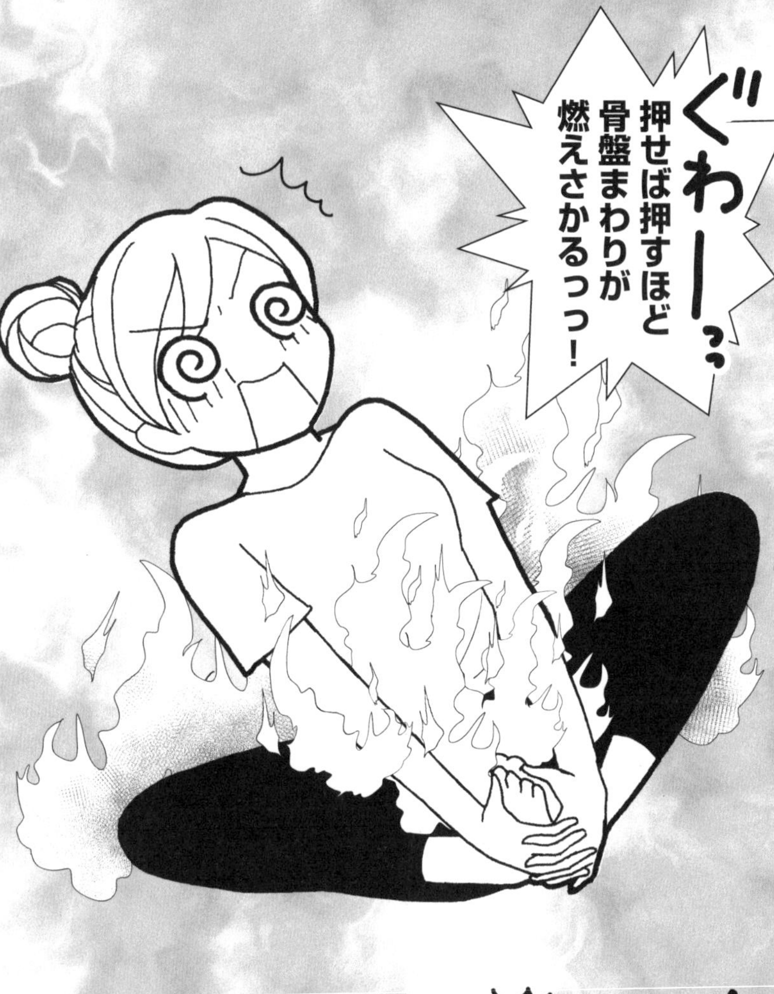
ぐわーっっ
押せば押すほど
骨盤まわりが
燃えさかるっっ！

この体勢を続けていくことで
股関節がぽかぽかに。
骨盤が熱くなっていきます！

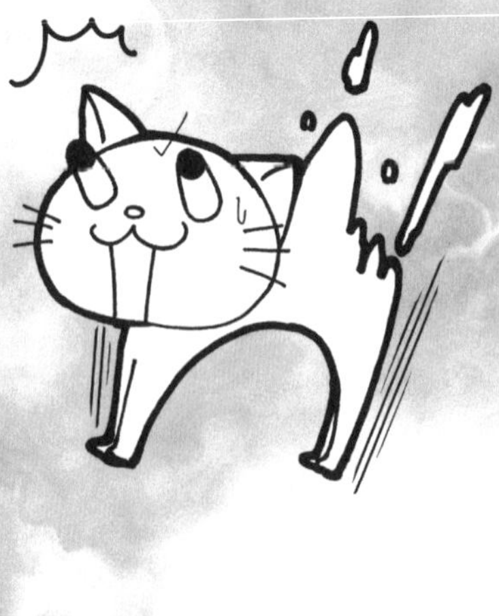

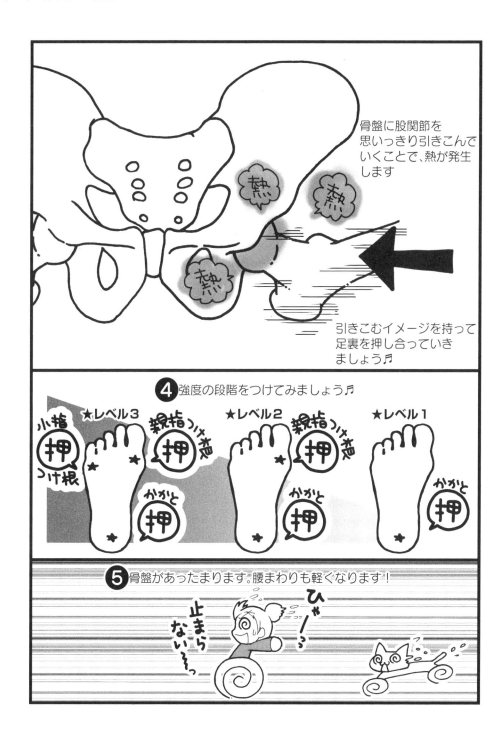

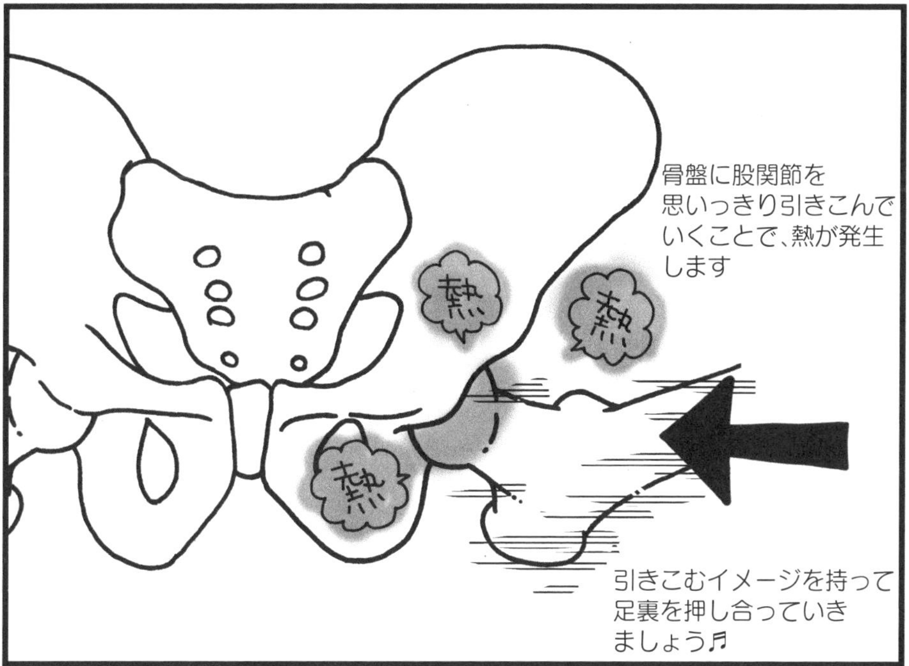
骨盤に股関節を
思いっきり引きこんで
いくことで、熱が発生
します
熱
熱
熱
引きこむイメージを持って
足裏を押し合っていき
ましょう♬

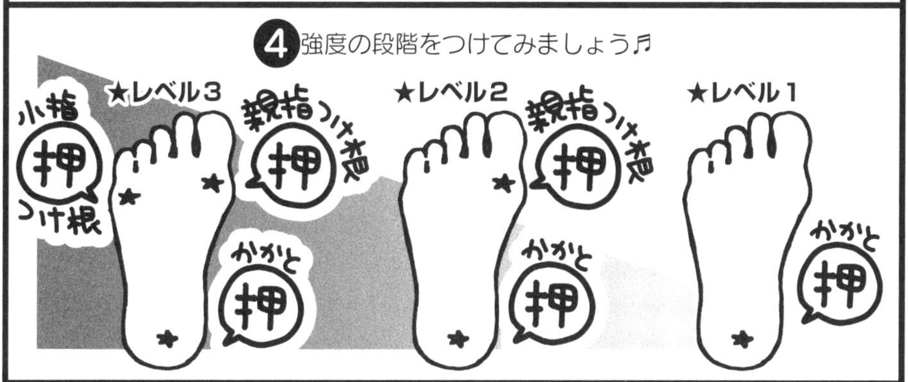
④強度の段階をつけてみましょう♬
★レベル3
小指 押 つけ根
親指つけ根 押
かかと 押
★レベル2
親指つけ根 押
かかと 押
★レベル1
かかと 押

⑤骨盤があったまります。腰まわりも軽くなります！
ひゃ〜っ
止まらないぃ〜〜っ

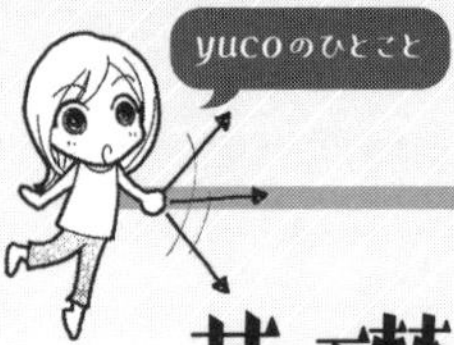

基礎代謝が上がると いっぱい良いことが！

こんにちは、妹のyucoです。ここでちょっと一息入れましょうか。

肩コリや腰痛、冷えや頭痛など、体の不調はいろんなところにいろんな形で出てきます。病院に行くまでではないけど、体が重く疲れやすいと感じる方は多いと思います。プロローグでも触れましたが、ヨガはそんな「未病」に効果があるといわれるのです。

わたしの実体験をお話ししましょう。ヨガを始める前は、平均体温が約35.4℃ととても低く、風邪もひきやすく、肩コリにも悩まされる日々でした。ところがヨガを始めて１年ほどで、気づけば体温は約36.4℃！　ほとんど風邪もひかない健康的な体になっていました。基礎体温が約1℃もアップしたのです。

体温が1℃上がると、基礎代謝は12%アップするそうです。基礎代謝が上がると、血行が促進され免疫力が強くなり、脂肪が燃焼されるため、ダイエット効果も発生します。体が本来持っている自然治癒力を高めてくれるのです。

背筋を伸ばしたり、ながら運動をしたりするだけで体への意識も高まり、不調の改善につながります。

簡単にできる方法がたくさんあるので、できることから始めてみましょう！

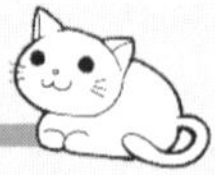

N A G A R A Y O G A

第2章

肩コリが楽に！

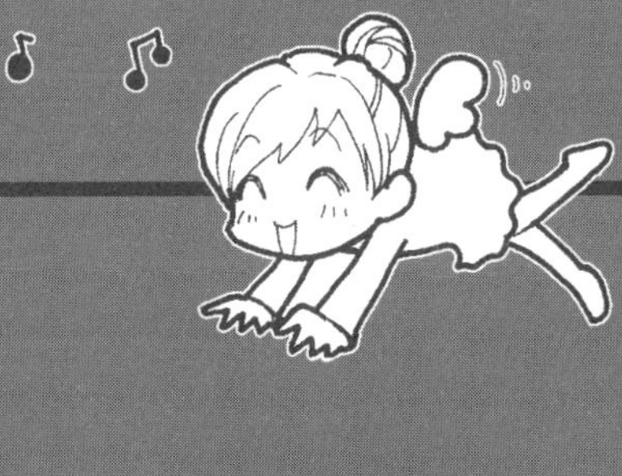

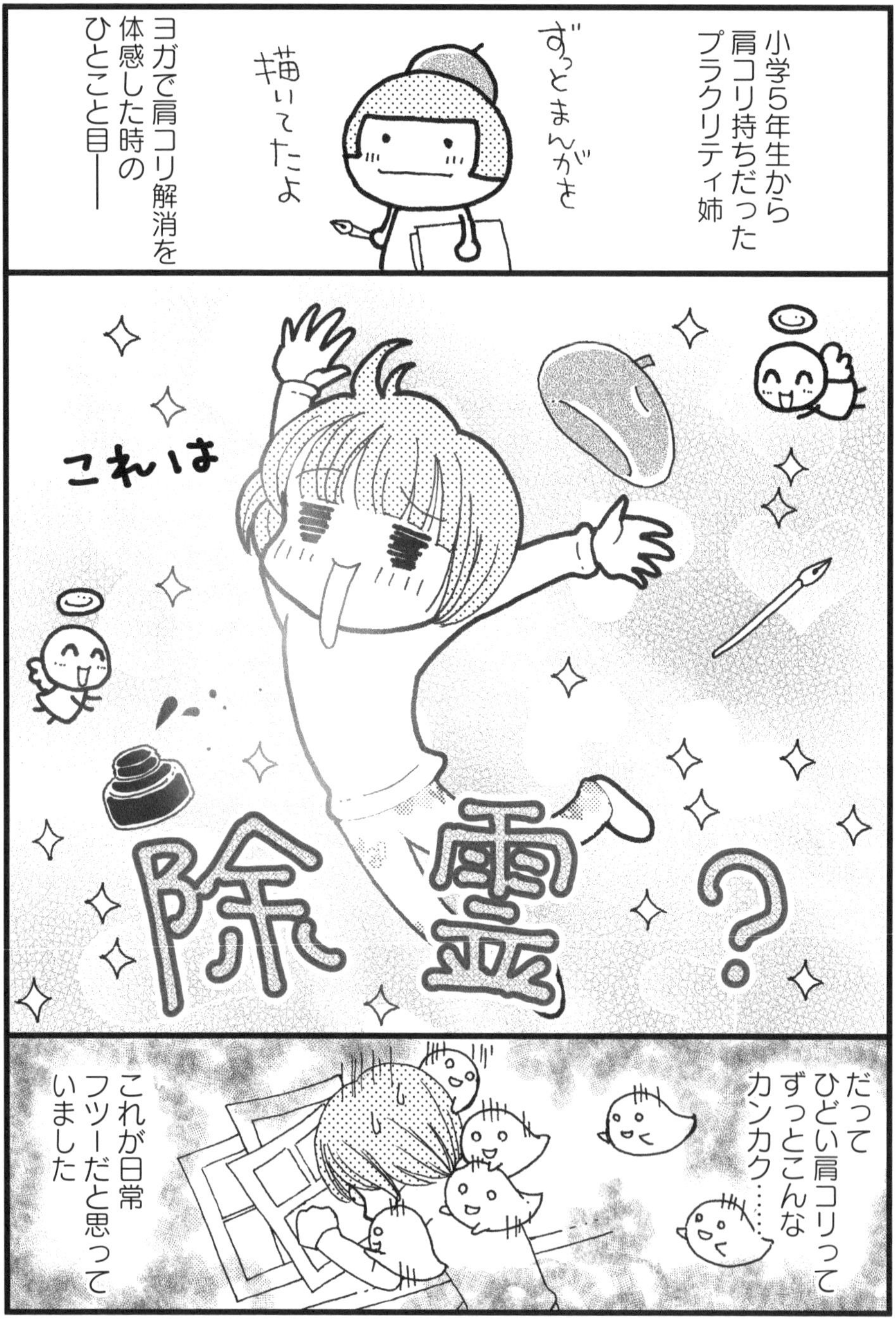
小学5年生から
肩コリ持ちだった
プラクリティ姉
ずっとまんがを
描いてたよ
ヨガで肩コリ解消を
体感した時の
ひとこと目——
これは
除霊？
だって
ひどい肩コリって
ずっとこんな
カンカク……
これが日常
フツーだと思って
いました

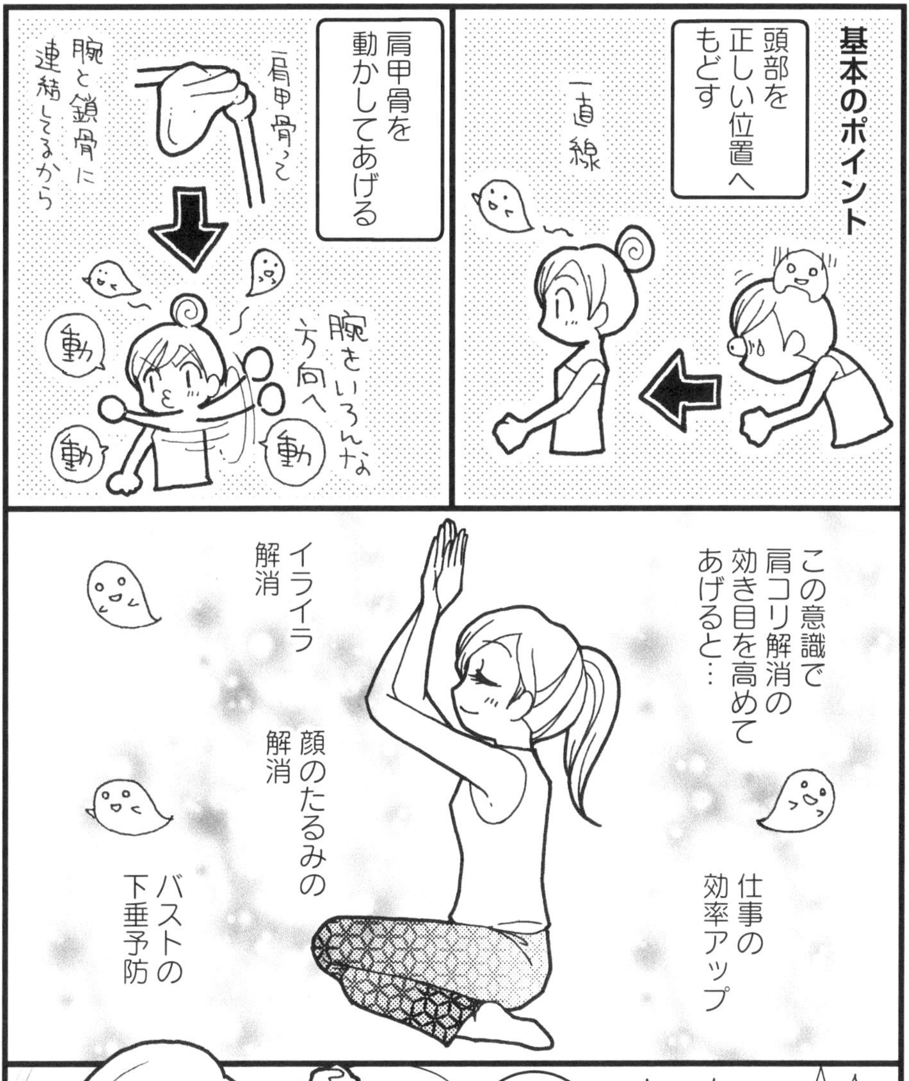
基本のポイント
頭部を正しい位置へもどす
一直線
肩甲骨を動かしてあげる
肩甲骨って
腕と鎖骨に連結してるから
腕をいろんな方向へ
動
動
動
この意識で肩コリ解消の効き目を高めてあげると…
仕事の効率アップ
イライラ解消
顔のたるみの解消
バストの下垂予防
まぢですか!?
わたしもさっそく除霊…
肩コリ解消ヨガポーズですっっ！

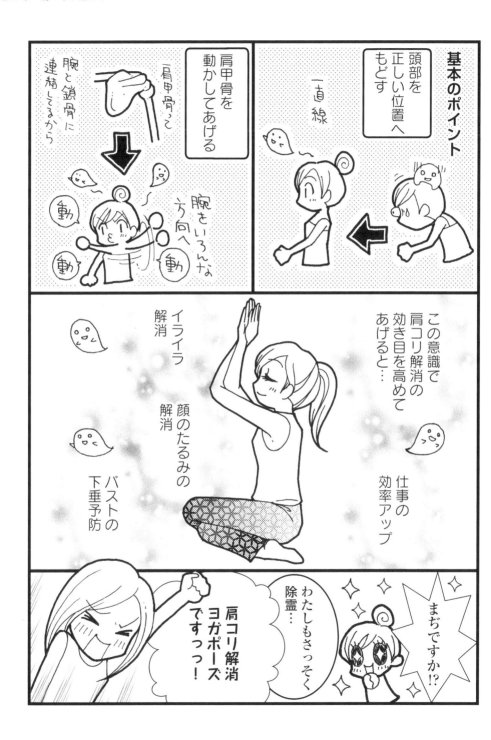

NAGARAYOGA

ポーズ 4

イスで杖のポーズ

ここからは肩コリに効くポーズをご紹介。イスに座ったままできるので、オフィスやお家で、空いた時間にできますよ。猫背ポジションから脱却しましょう。

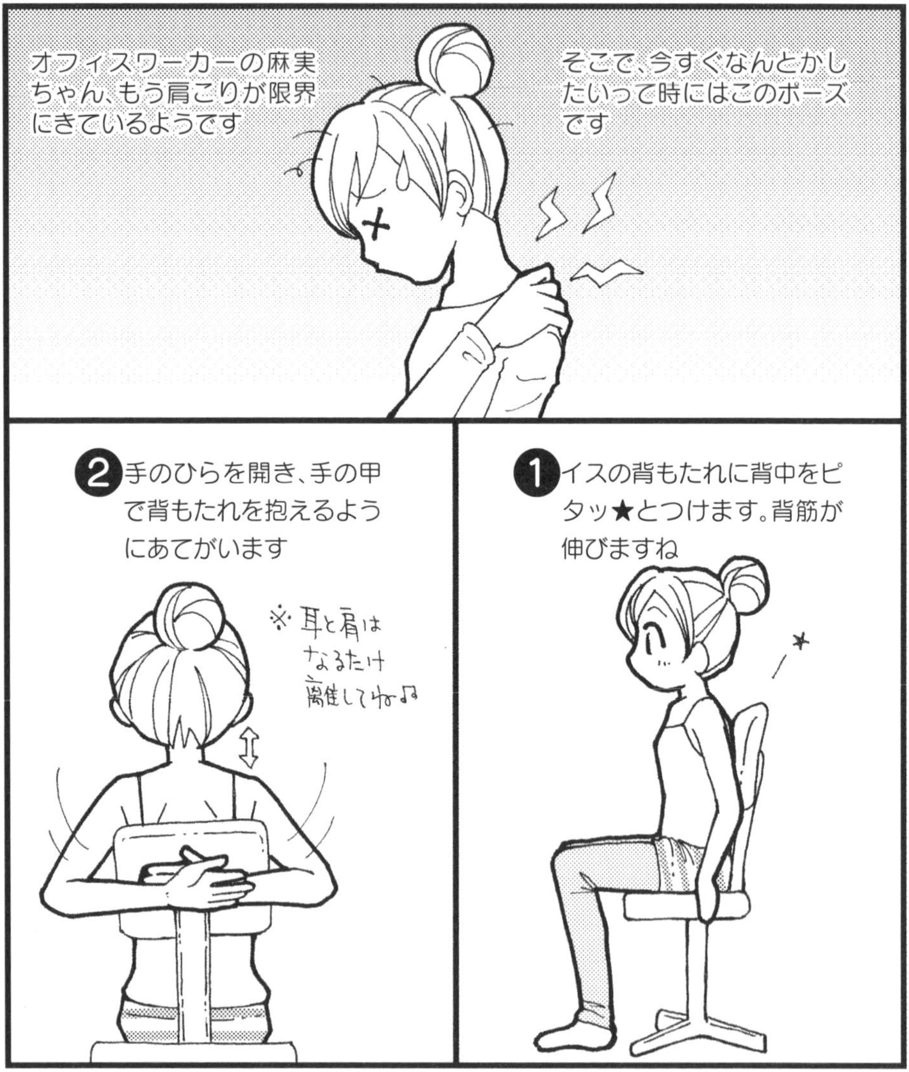

❸耳→肩→腰骨→座骨

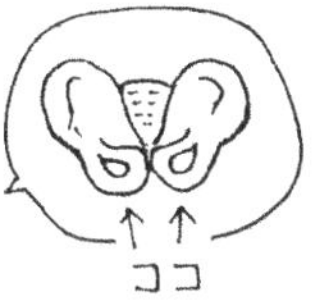

を一直線にそろえる気持ちで、背もたれを

ぐ゛ーーーっ

と、押してみましょう

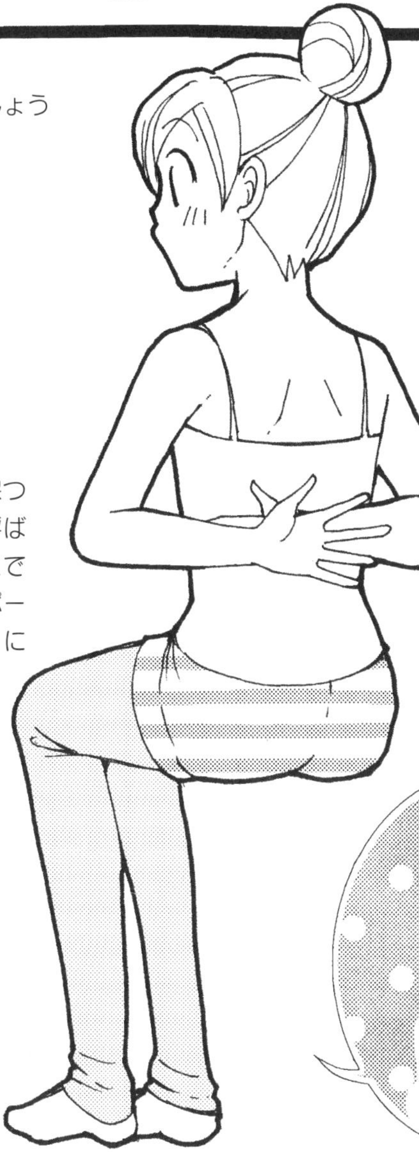

この体幹をまっすぐに保つ体勢は「杖のポーズ」と呼ばれます。もともと床の上でぺたんと座って行なうポーズですが、ここではイスに座りながらやってみます

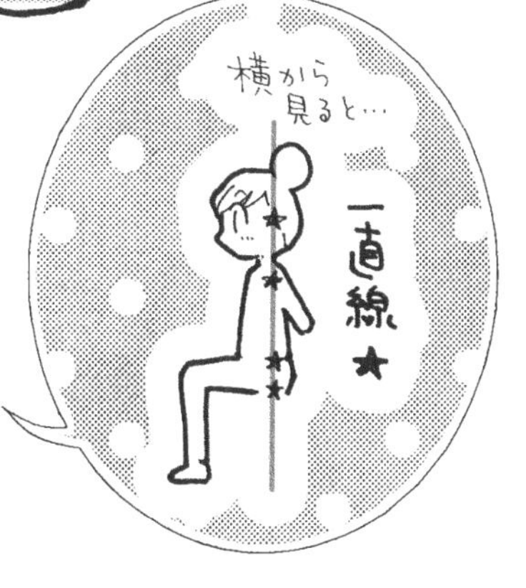

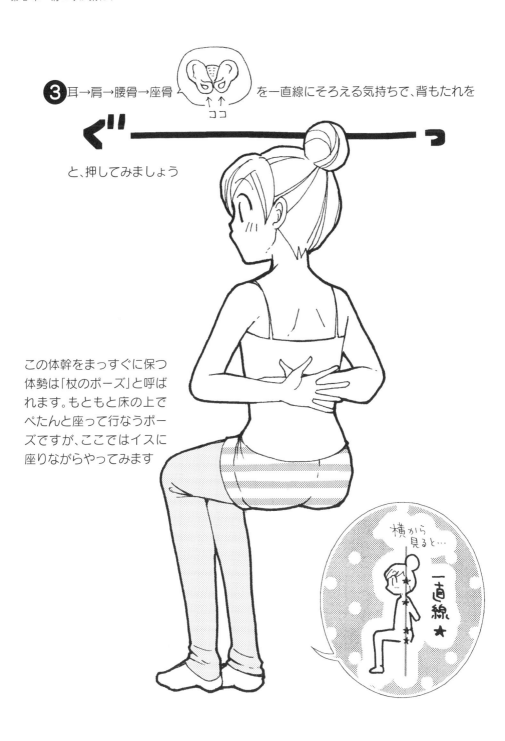

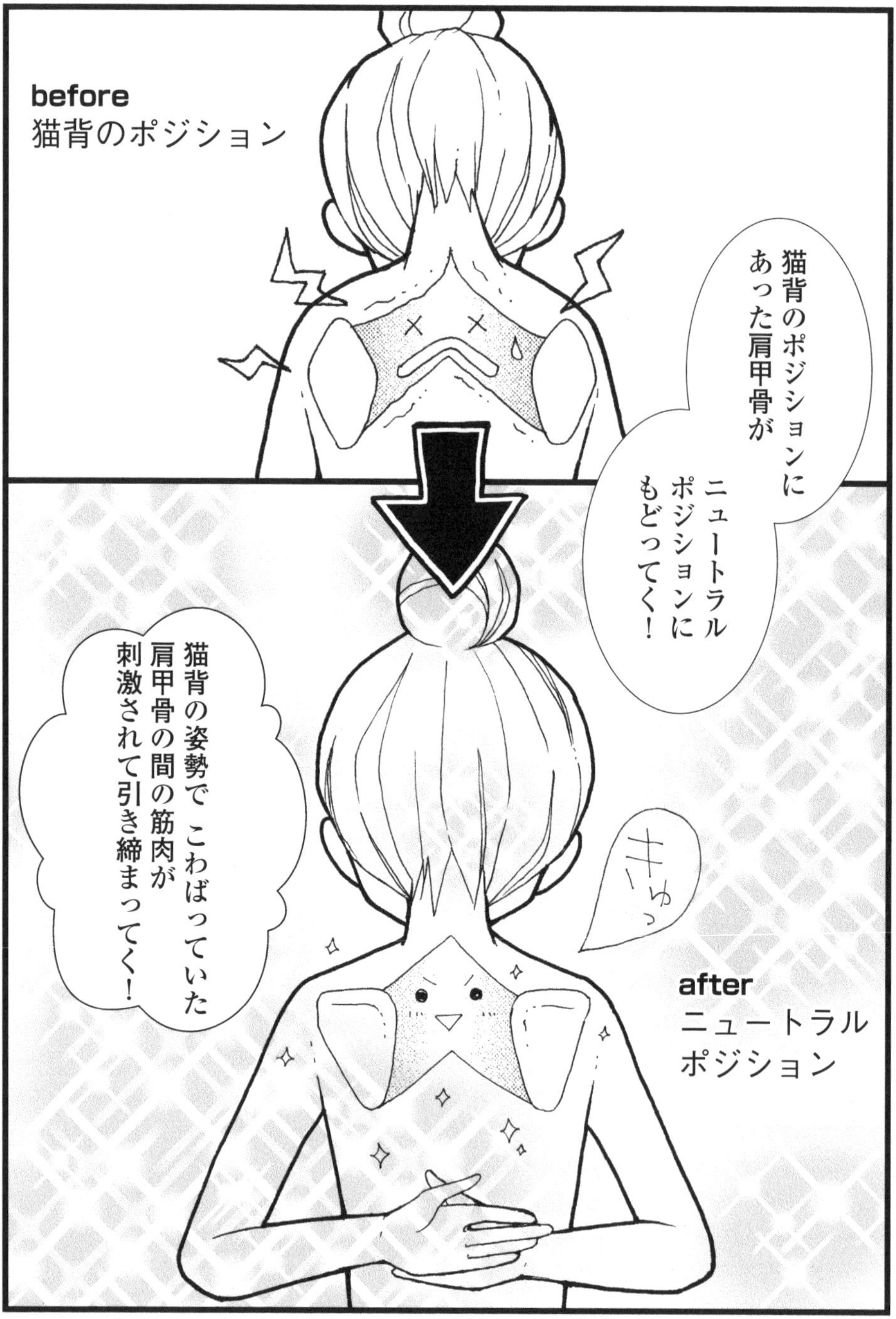
before
猫背のポジション
猫背のポジションにあった肩甲骨がニュートラルポジションにもどってく！
きゅっ
after
ニュートラルポジション
猫背の姿勢で こわばっていた肩甲骨の間の筋肉が刺激されて引き締まってく！

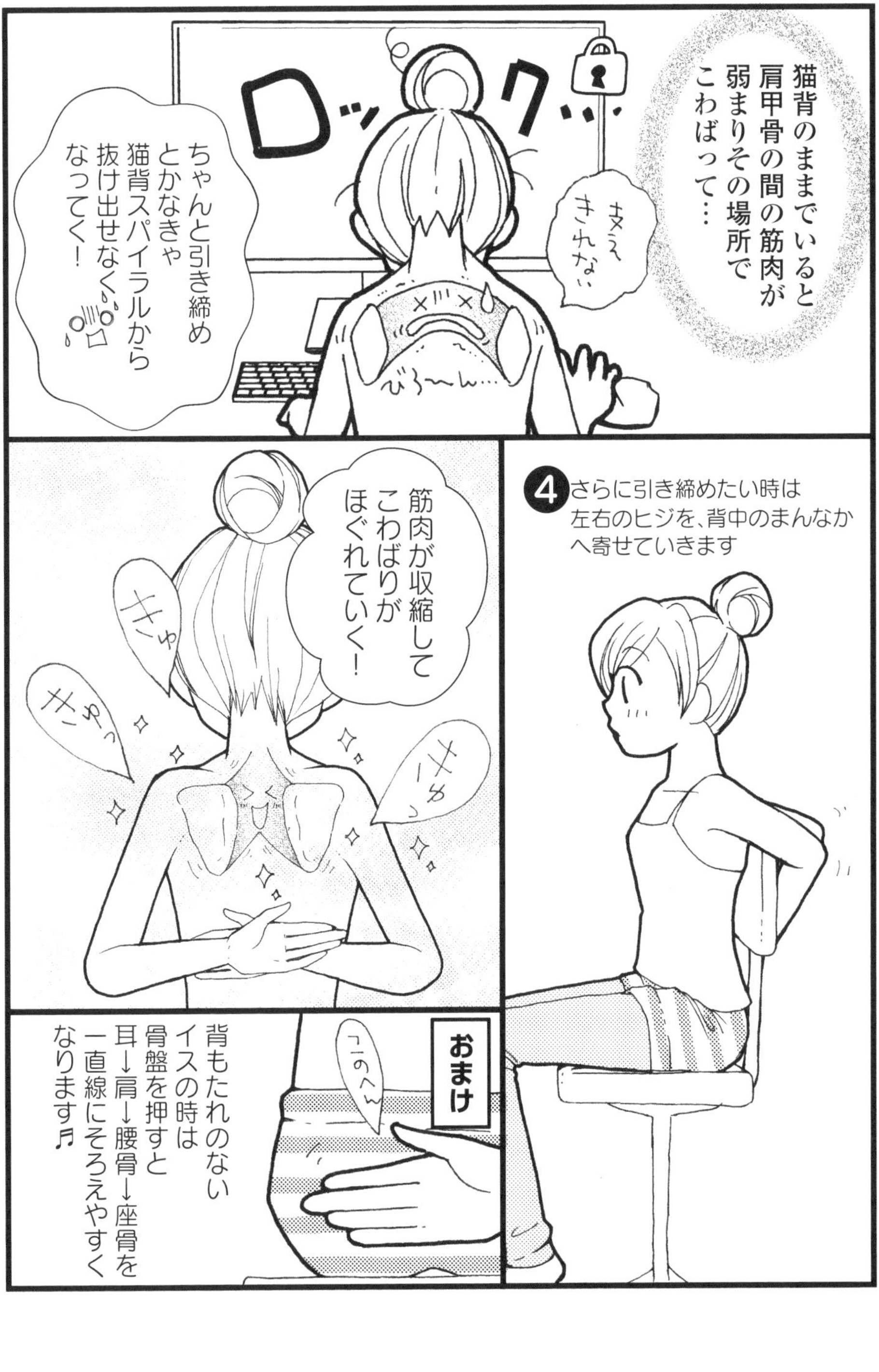
猫背のままでいると
肩甲骨の間の筋肉が
弱まりその場所で
こわばって…
ロック…
支えきれない
びろ〜ん…
ちゃんと引き締めとかなきゃ猫背スパイラルから抜け出せなくなってく！
❹さらに引き締めたい時は
左右のヒジを、背中のまんなかへ寄せていきます
筋肉が収縮してこわばりがほぐれていく！
きゅ
キュっ
キューっ
おまけ
このへん
背もたれのないイスの時は骨盤を押すと耳↓肩↓腰骨↓座骨を一直線にそろえやすくなります♬

NAGARAYOGA
ポーズ 5

ワシの前屈

こちらも座ったままできるポーズです。両手のひらを組み合わせて前屈します。肩甲骨を左右に拡げたり、下方に押し下げたりして、ストレッチ効果を狙います。

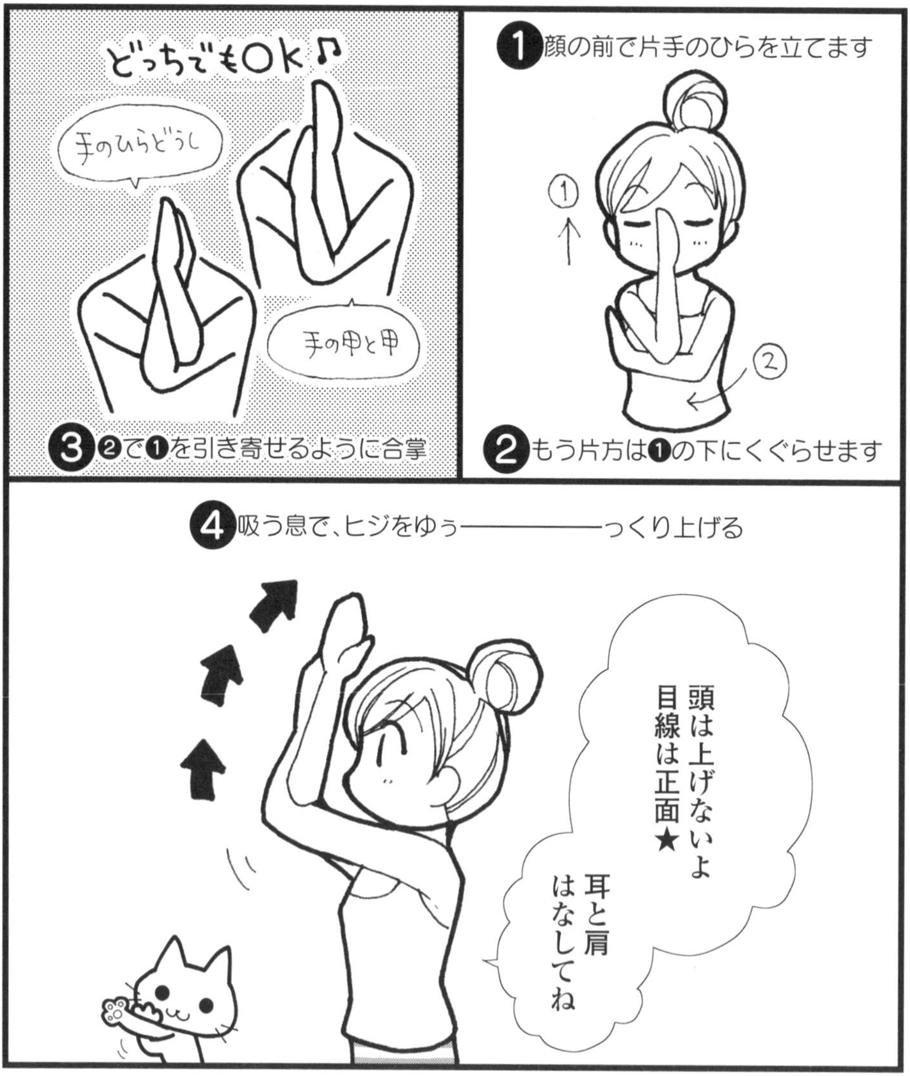

❺❹のまま３～５呼吸キープ

❻ヒジは上げたまま吐く息で
ゆ――――――っくり前屈
３～５呼吸キープ

❺⇆❻を繰り返す★

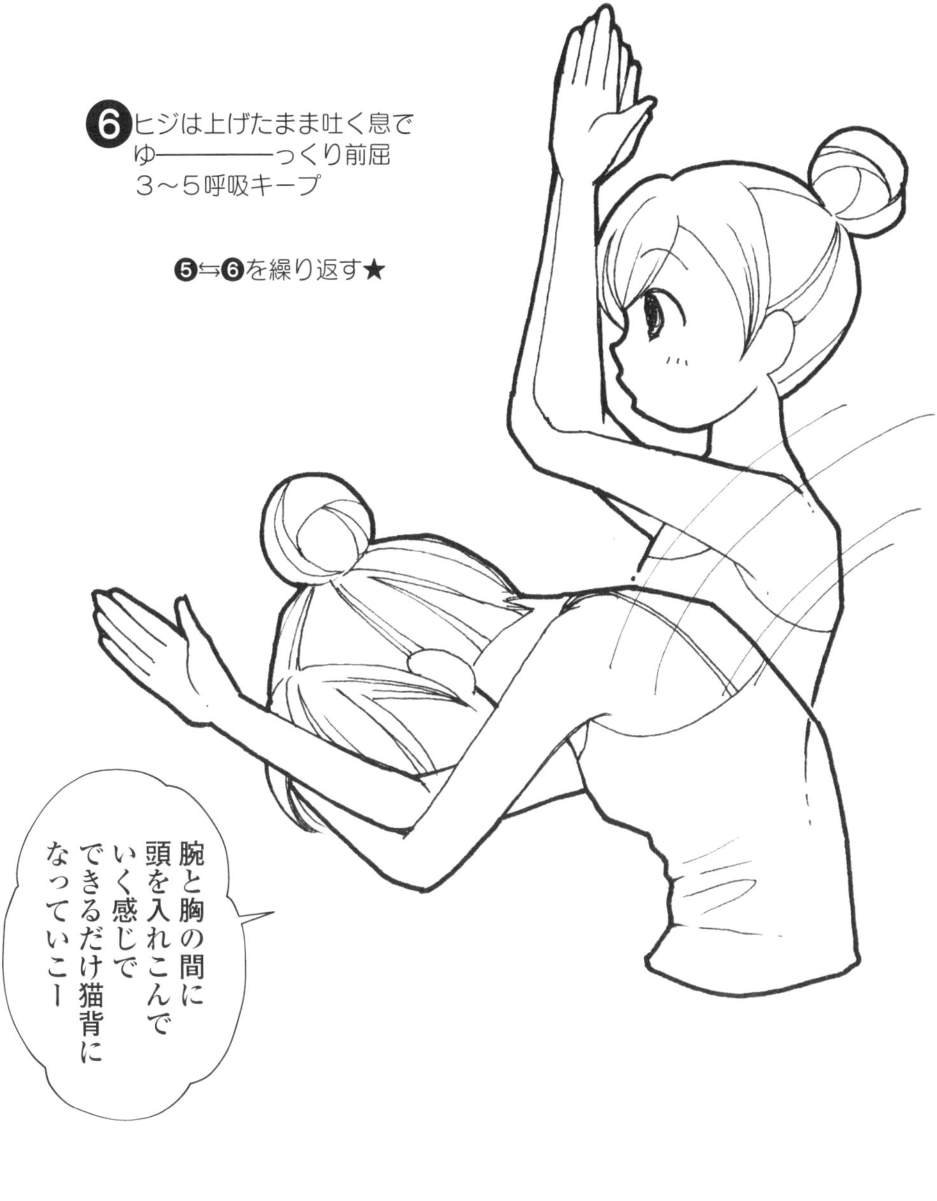
腕と胸の間に
頭を入れこんで
いく感じで
できるだけ猫背に
なっていこー

上体が起きると
肩甲骨が下がっていくので
筋肉がタテに伸び

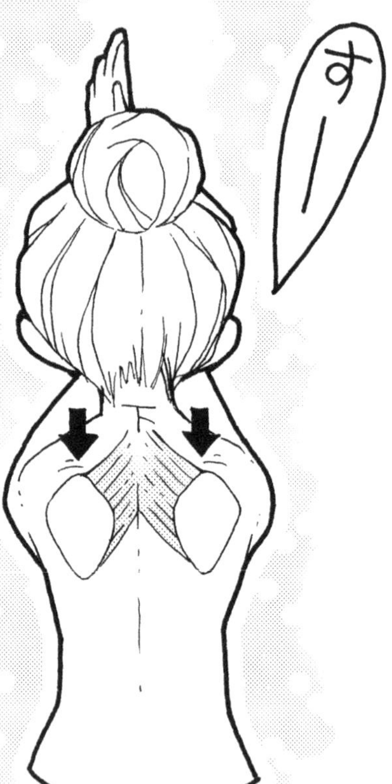

上体が倒れると
肩甲骨がさらに拡がって
筋肉がヨコへストレッチ
されます

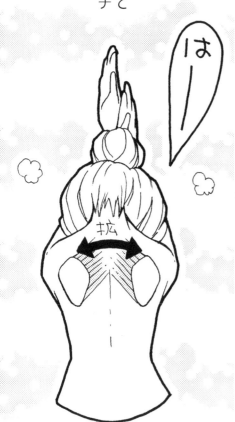

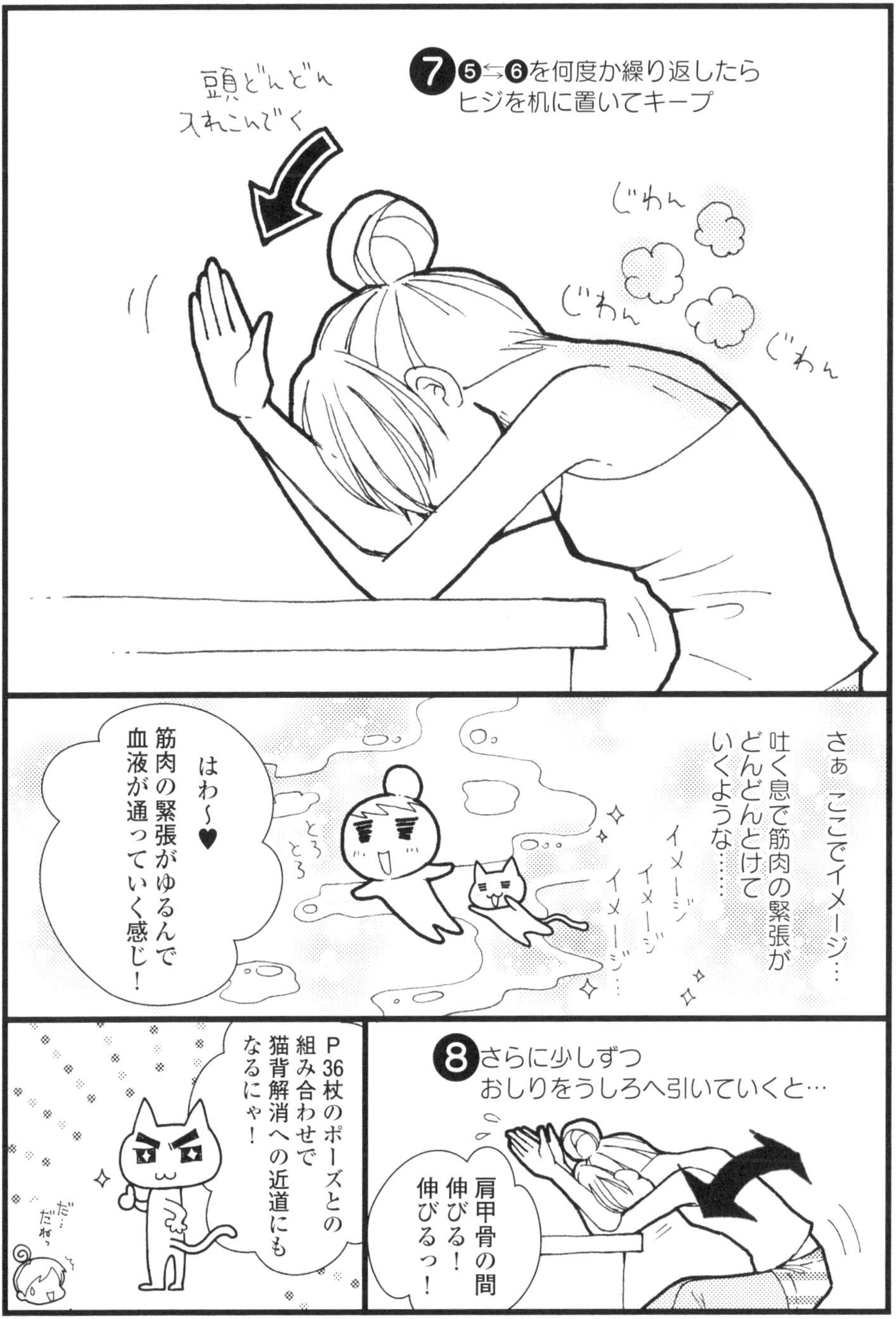
7 5⇆6を何度か繰り返したら
ヒジを机に置いてキープ
頭どんどん入れこんでく
じわん
じわん
じわん
さぁ ここでイメージ…
吐く息で筋肉の緊張がどんどんとけていくような……
イメージ
イメージ
イメージ…
とろとろ
はわ〜♥
筋肉の緊張がゆるんで血液が通っていく感じ！
8 さらに少しずつ
おしりをうしろへ引いていくと…
肩甲骨の間伸びる！伸びるっ！
P36杖のポーズとの組み合わせで猫背解消への近道にもなるにゃ！
だ…だねっ

NAGARAYOGA

ポーズ 6

ゆれる橋

寝転んで肩甲骨に体重をかけてゆき、こわばった筋肉をほぐします。心地よく感じるポジションを見つけたら、そこに体重をコントロールしながら乗せましょう。

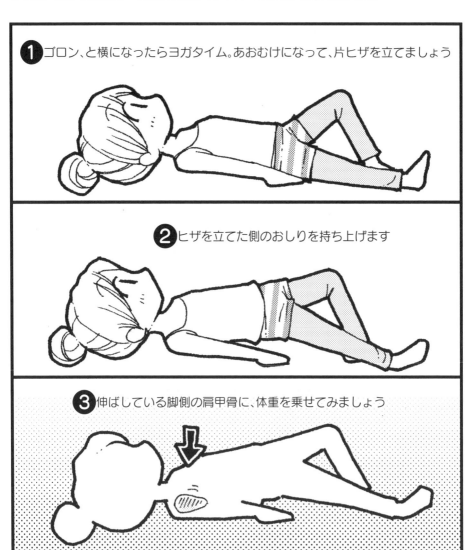

❶ゴロン、と横になったらヨガタイム。あおむけになって、片ヒザを立てましょう

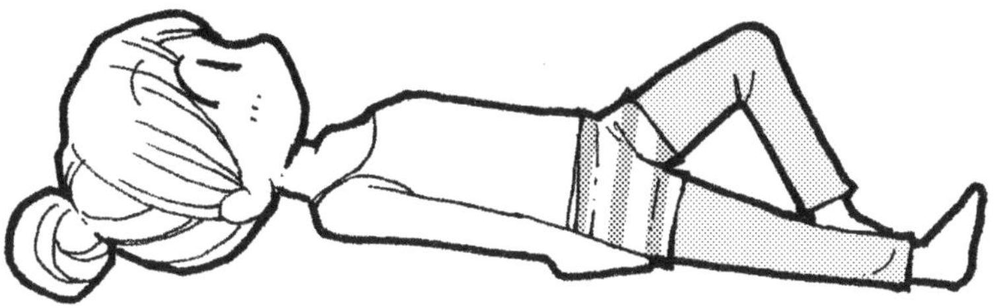

❷ヒザを立てた側のおしりを持ち上げます

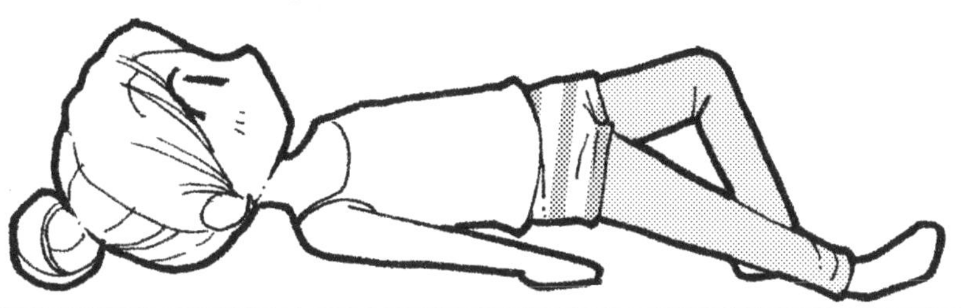

❸伸ばしている脚側の肩甲骨に、体重を乗せてみましょう

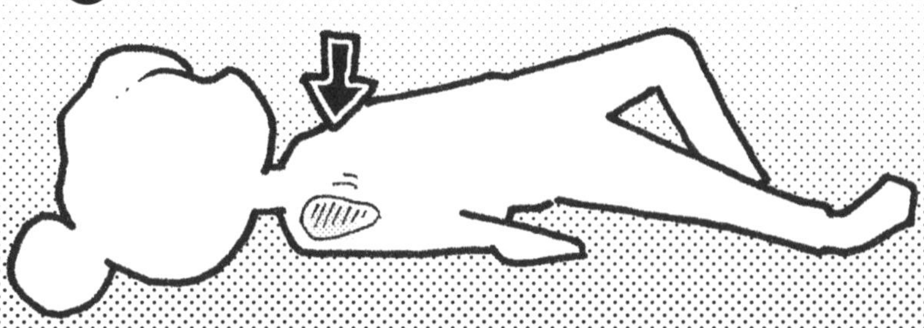

❹ 肩甲骨の心地よい場所に、ピンポイントで体重を乗せていきます

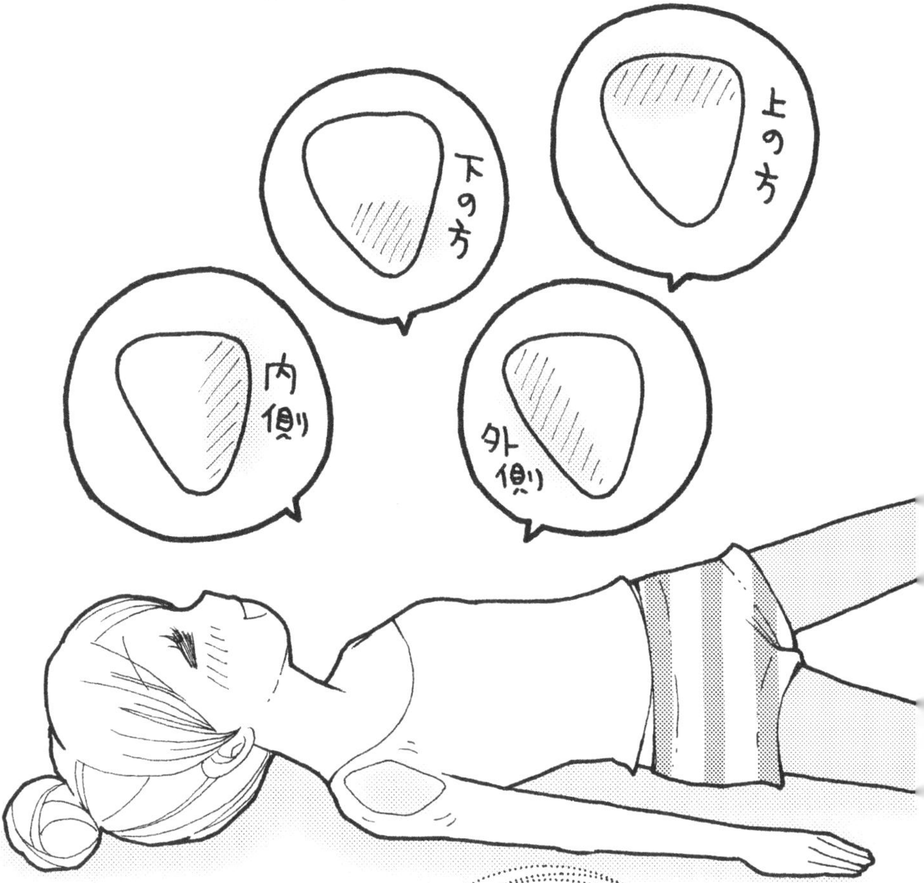

自分の中の「いいわ～❤」の場所を見つけてね♬

両ヒザを立てて腰を浮かしていくのが「橋のポーズ」。今回はそれを片側で行ない、肩甲骨に体重をかけるのが狙いです

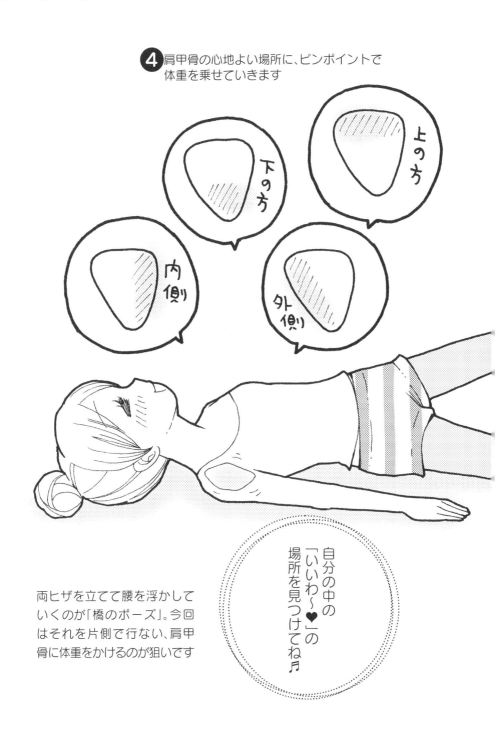

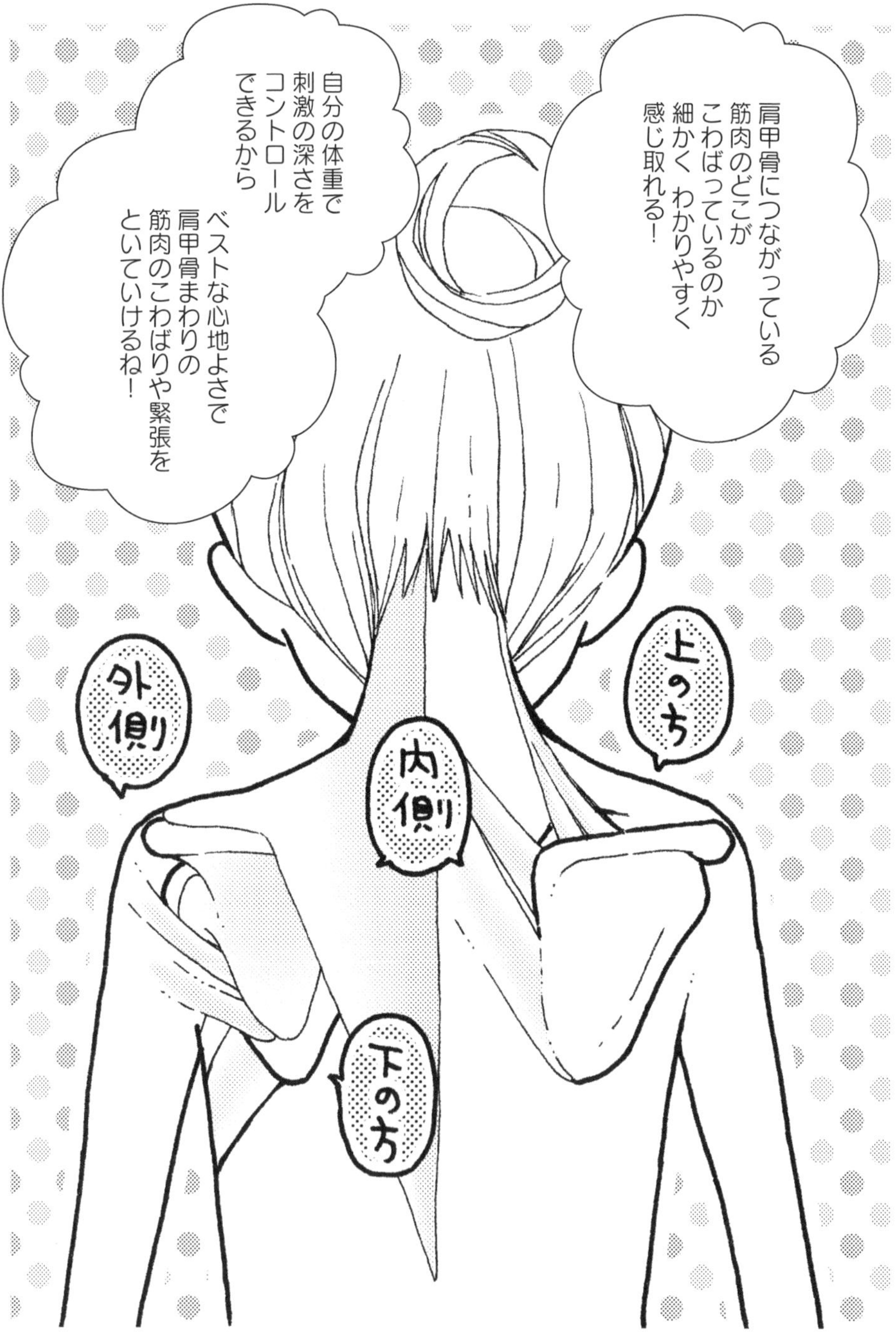

肩甲骨につながっている
筋肉のどこが
こわばっているのか
細かく わかりやすく
感じ取れる！
自分の体重で
刺激の深さを
コントロール
できるから
ベストな心地よさで
肩甲骨まわりの
筋肉のこわばりや緊張を
といていけるね！
上の方
内側
外側
下の方

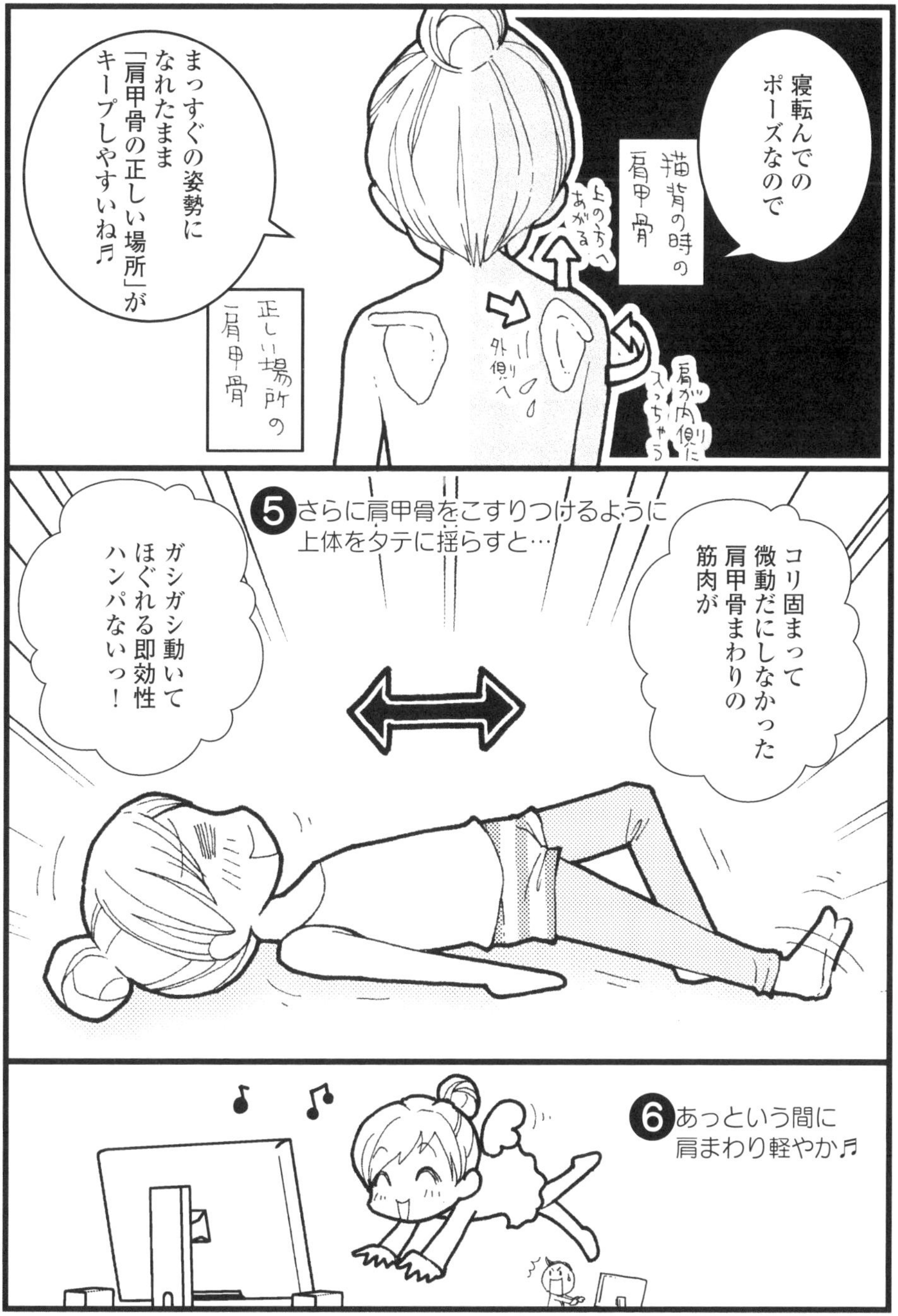
寝転んでのポーズなので
猫背の時の肩甲骨
上の方へあがる
肩が内側に入っちゃう
外側へ
正しい場所の肩甲骨
まっすぐの姿勢になれたまま「肩甲骨の正しい場所」がキープしやすいね♬
❺さらに肩甲骨をこすりつけるように上体をタテに揺らすと…
コリ固まって微動だにしなかった肩甲骨まわりの筋肉が
ガシガシ動いてほぐれる即効性ハンパないっ！
❻あっという間に肩まわり軽やか♬

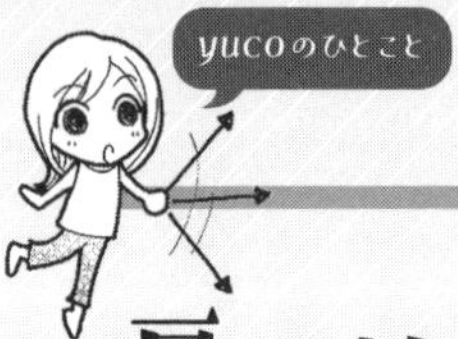

肩コリのポイントは肩甲骨　動かすだけでダイエットに

肩コリに悩まされている人の多くが、肩の位置が前傾していたり、左右の高さが違ったり、猫背になっていたり……。肩のこわばりや筋肉の硬さが肩コリの原因になっている可能性があります。

ここでポイントになるのが肩甲骨です。肩甲骨は、その左右対称の形から「天使の羽」とか、「上半身の骨盤」などといわれたりします。腕や鎖骨とつながっていますが、背骨やあばら骨とは骨同士でなく筋肉でつながっているので、体内では固定されておらず、浮いているイメージです。だから、本当はもっと自由に動くはず（!?）なんですよ。

肩甲骨の周りには、褐色脂肪細胞が多く集まっています。この褐色脂肪細胞は、活性化させることにより、脂質や糖質をエネルギーに変換し、脂肪を燃焼してくれるのです。ダイエット効果も期待できるんです。

肩のコリを解消することはもちろん、リンパの流れがよくなり、二の腕の引き締めや首のコリの解消、小顔効果もあります。肩甲骨を動かさないなんて、もったいないですよね！

肩甲骨をたくさん動かして「天使の羽」が生えたように、軽やかな生活を手に入れましょう。

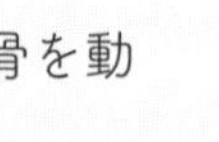

NAGARAYOGA

第3章

腰痛スッキリ！

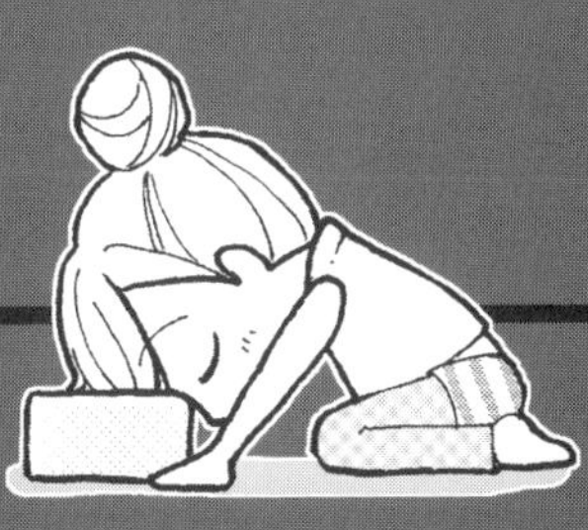

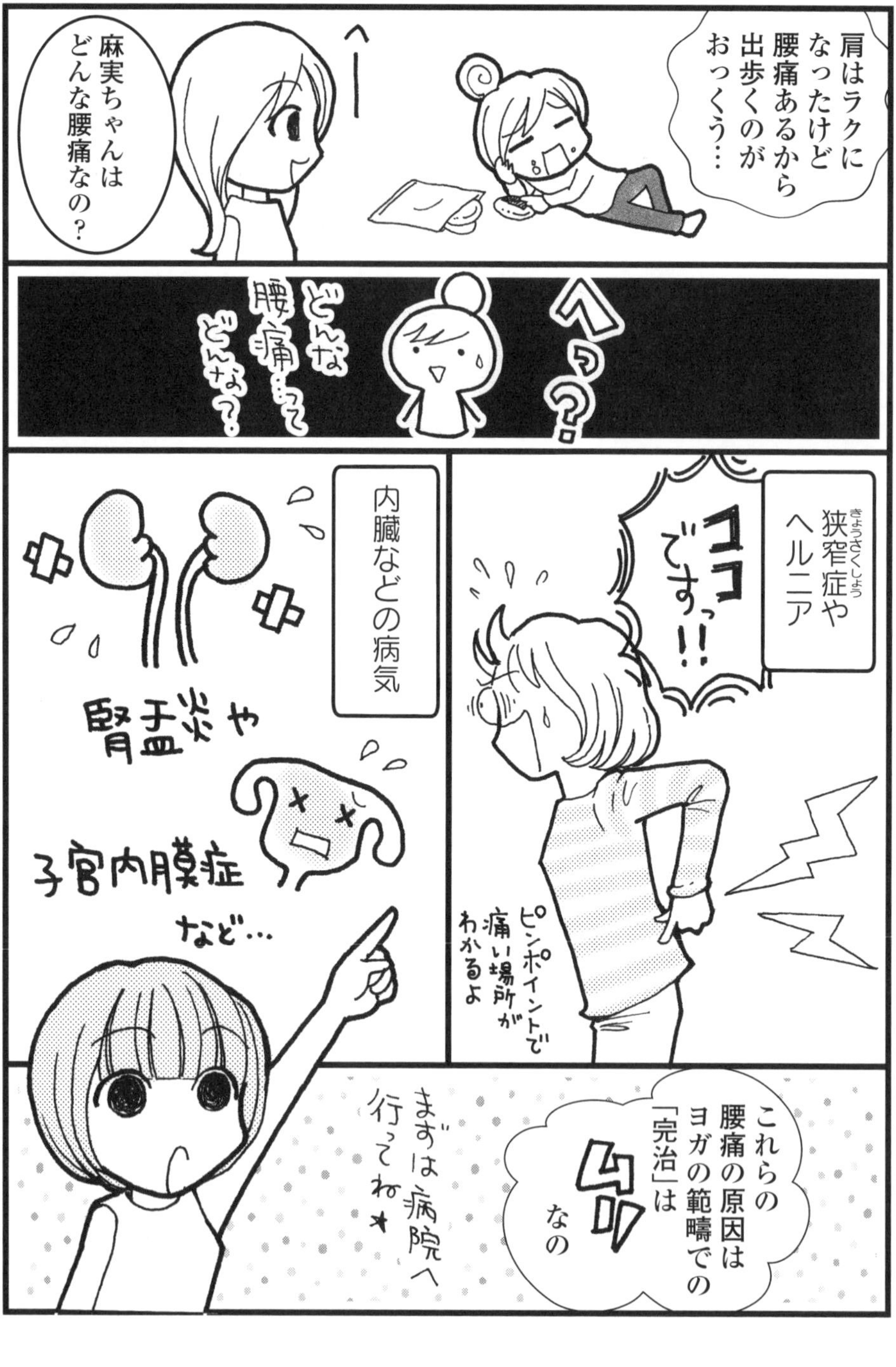
肩はラクになったけど腰痛あるから出歩くのがおっくう…
へー
麻実ちゃんはどんな腰痛なの？
へっ？
どんな腰痛…ってどんな？
狭窄症《きょうさくしょう》やヘルニア
ココですっ!!
ピンポイントで痛い場所がわかるよ
内臓などの病気
腎盂炎や
子宮内膜症
など…
これらの腰痛の原因はヨガの範疇での「完治」は
ムリなの
まずは病院へ行ってね★

Yogaが効果的な腰痛の原因

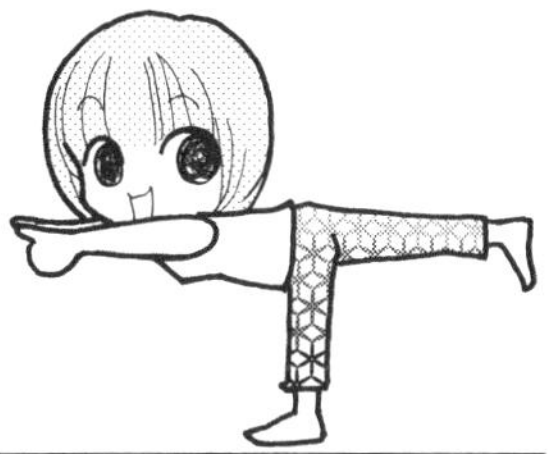

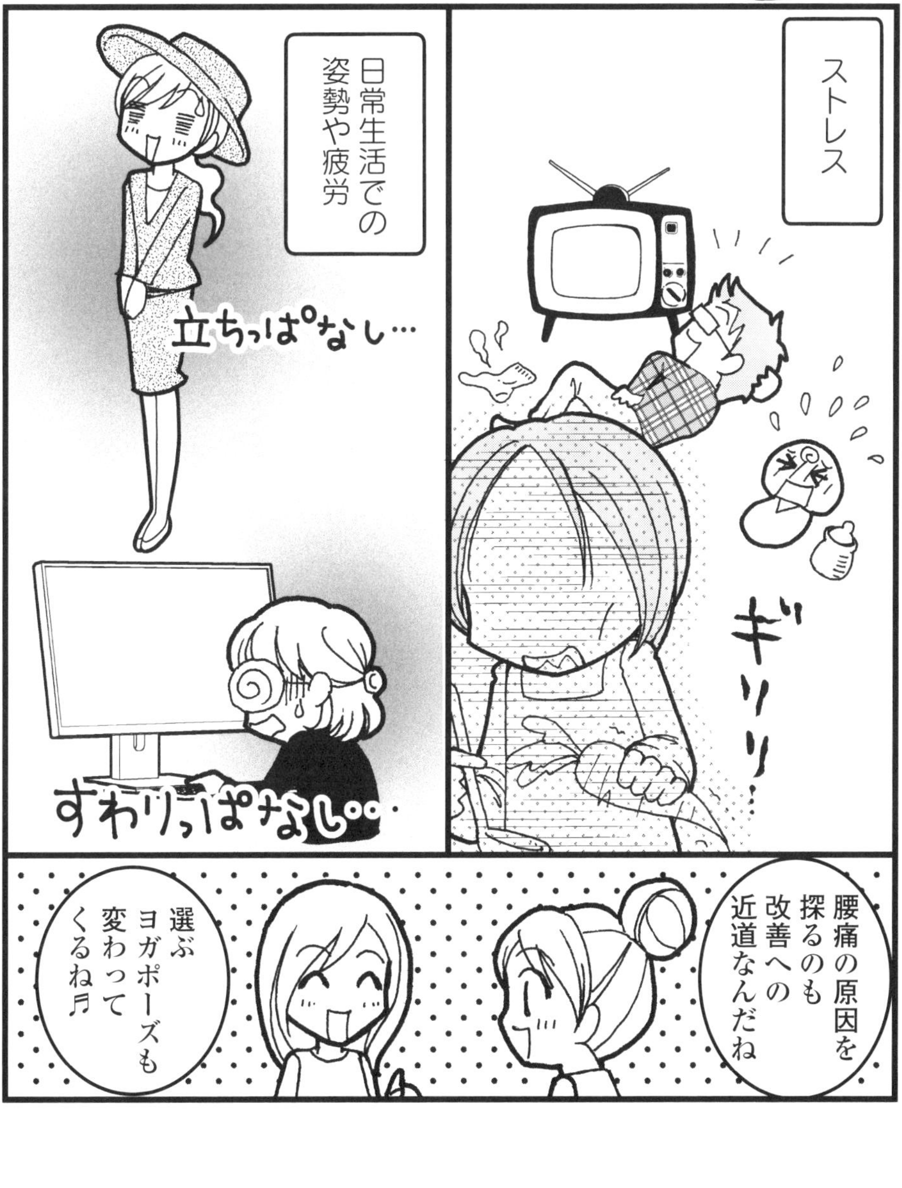
ストレス
ギリリ…
日常生活での姿勢や疲労
立ちっぱなし…
すわりっぱなし…
腰痛の原因を探るのも改善への近道なんだね
選ぶヨガポーズも変わってくるね♬

NAGARAYOGA
ポーズ 7

タオルでゆらゆら

フェイスタオルなどを用意して、結び目を2つ作ります。お尻にその結び目をあてて、寝転びます。体重をかけてコリをほぐせば、腰のだるさが抜けてゆきます。

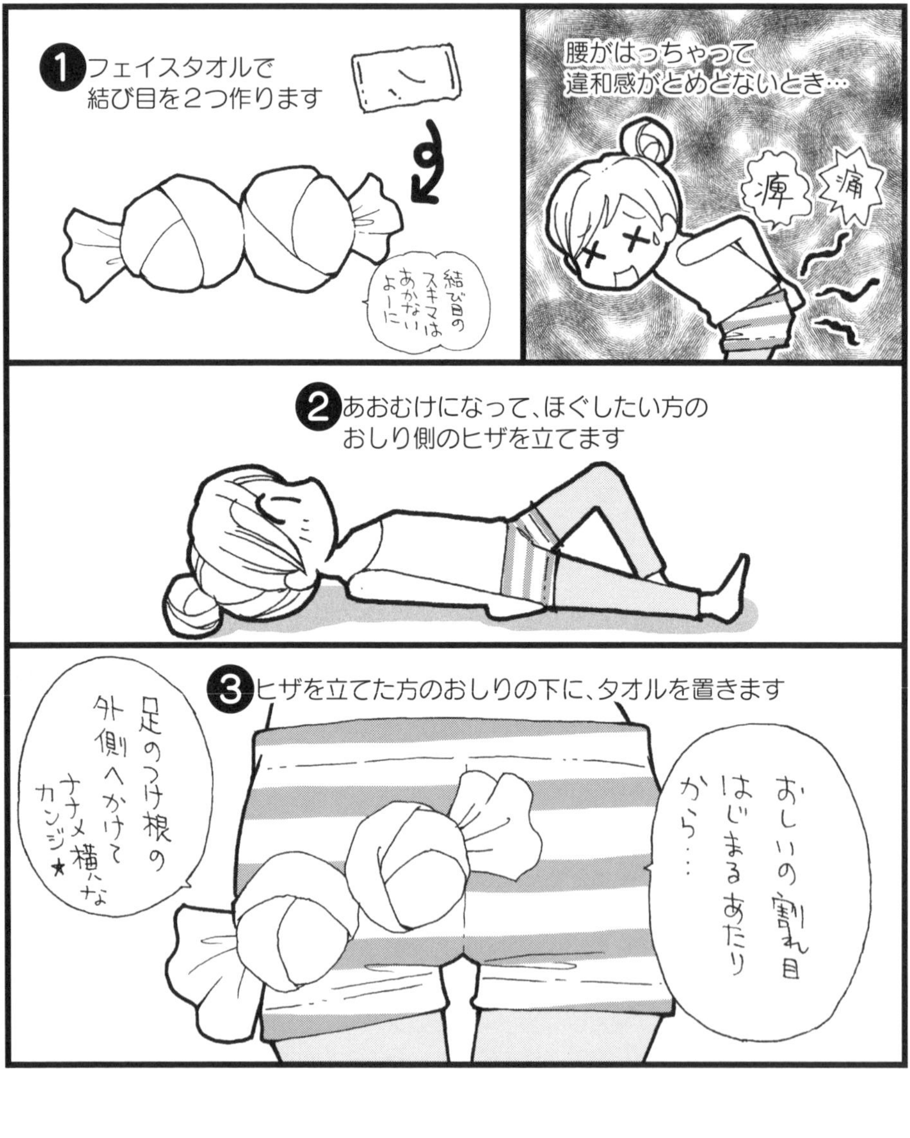

腰がはっちゃって
違和感がとめどないとき…
痛
痺
❶フェイスタオルで
結び目を2つ作ります
結び目のスキマはあかないよーに
❷あおむけになって、ほぐしたい方の
おしり側のヒザを立てます
❸ヒザを立てた方のおしりの下に、タオルを置きます
おしりの割れ目はじまるあたりから…
足のつけ根の外側へかけてナナメ横へなカンジ★

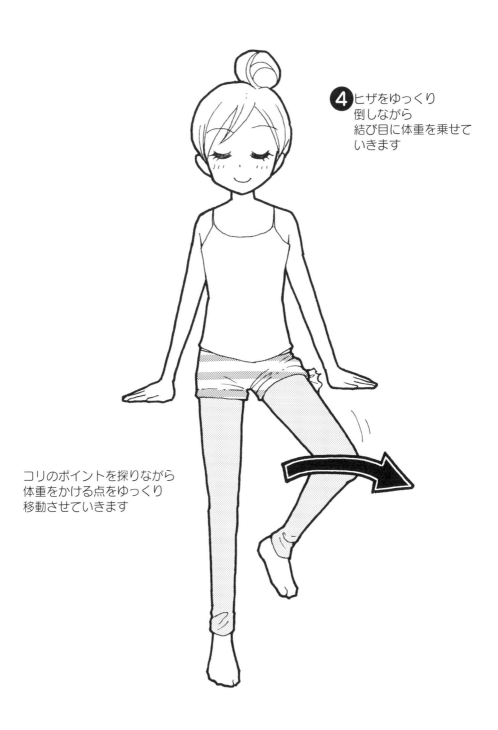

❹ヒザをゆっくり
倒しながら
結び目に体重を乗せて
いきます

コリのポイントを探りながら
体重をかける点をゆっくり
移動させていきます

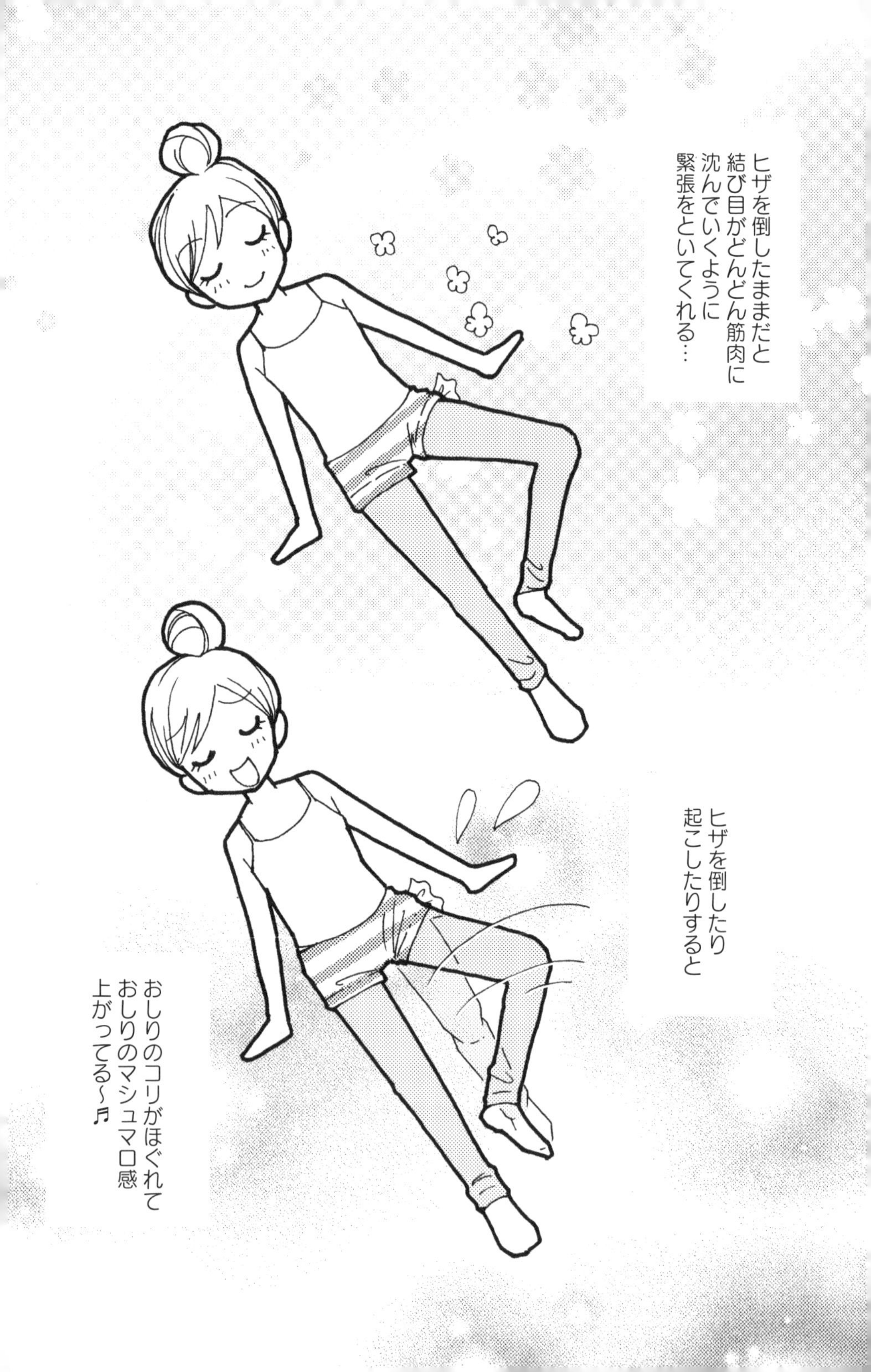
ヒザを倒したままだと
結び目がどんどん筋肉に
沈んでいくように
緊張をといてくれる…
ヒザを倒したり
起こしたりすると
おしりのコリがほぐれて
おしりのマシュマロ感
上がってる〜♬

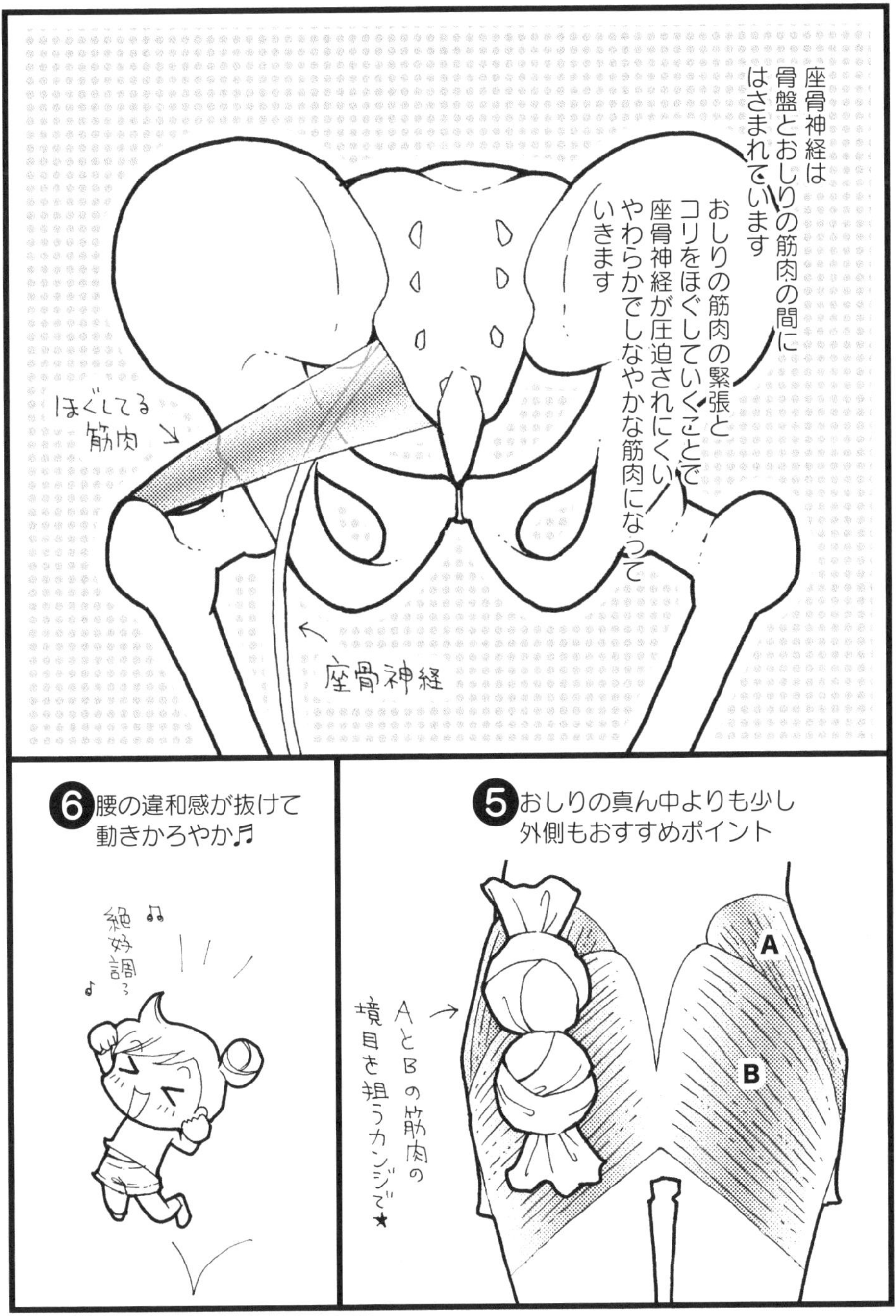
座骨神経は
骨盤とおしりの筋肉の間に
はさまれています
おしりの筋肉の緊張と
コリをほぐしていくことで
座骨神経が圧迫されにくい
やわらかでしなやかな筋肉になって
いきます
ほぐしてる筋肉
座骨神経
5 おしりの真ん中よりも少し
外側もおすすめポイント
A
B
AとBの筋肉の
境目を狙うカンジで★
6 腰の違和感が抜けて
動きかろやか♪
絶好調♪

NAGARAYOGA

ポーズ 8

子どものポーズ

正座の状態から腕を伸ばして前傾させ、タテに背骨を伸ばしてゆきましょう。背中から腰にかけての筋肉が温まって伸びてゆき、腰が楽になります。

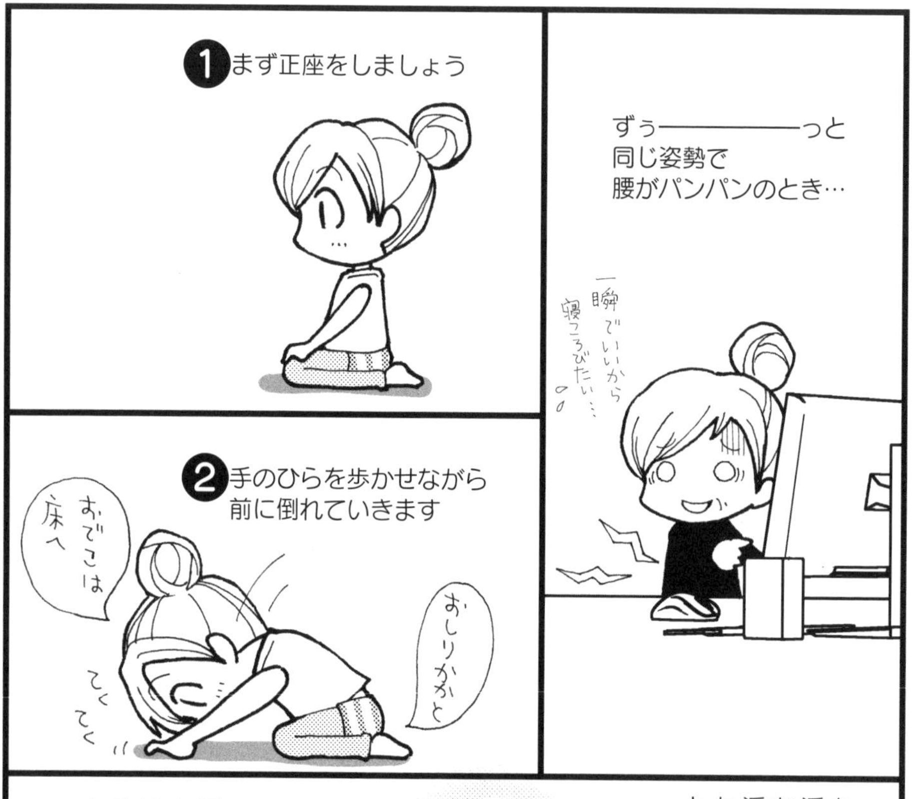

ずぅーーーーっと
同じ姿勢で
腰がパンパンのとき…
一瞬でいいから寝ころびたい…
1 まず正座をしましょう
2 手のひらを歩かせながら
前に倒れていきます
おしりかかと
おでこは床へ
てくてく
おしりが浮いちゃうときは
おしりが浮かないようにかかとにぴたっとつけて
指くんだ握りこぶしなどなど…
ぴたー★
ざぶとん2つ折り
まんがや雑誌
バランスボール(小)
空気ちょい少なめ
浮いたおでこの下に補助具や手を敷いてあげましょう

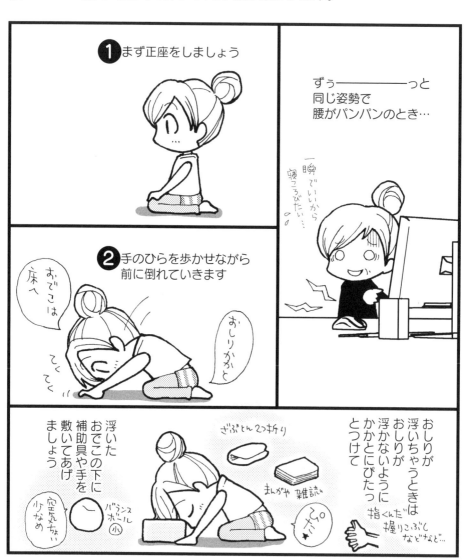

❸吐く息ごとに おしりはかかとへ
どんどんおろしていくイメージでキープ…

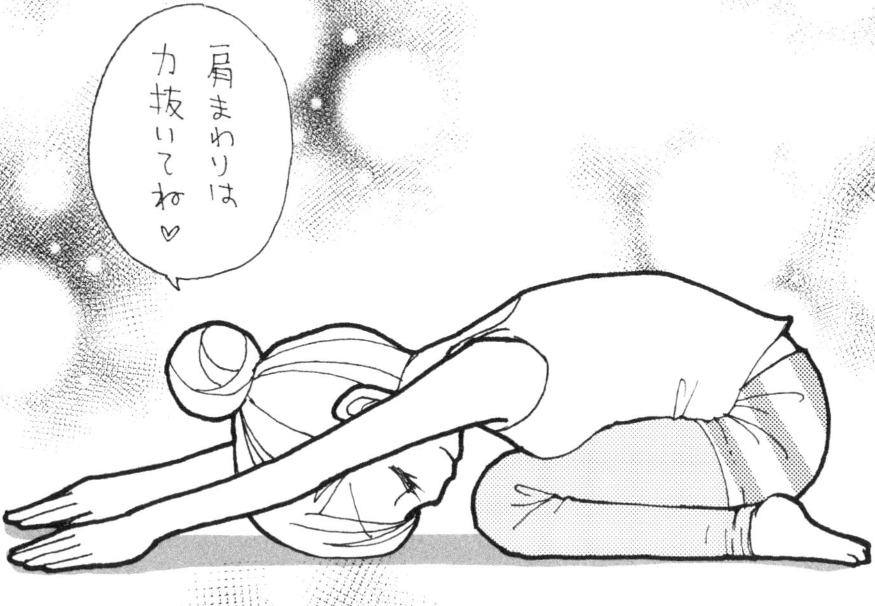

呼吸の音をていねいに
聞いてあげるほど
背骨のスキマが
徐々に徐々に拡がっていく…

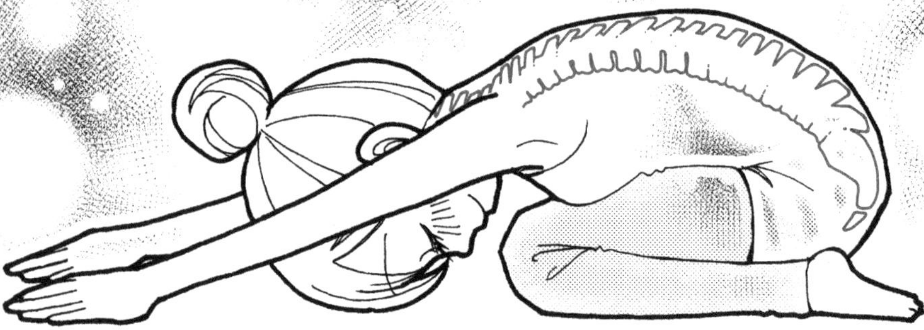

腰まわりの筋肉が
ジワジワ温まって
どんどん伸びていく……

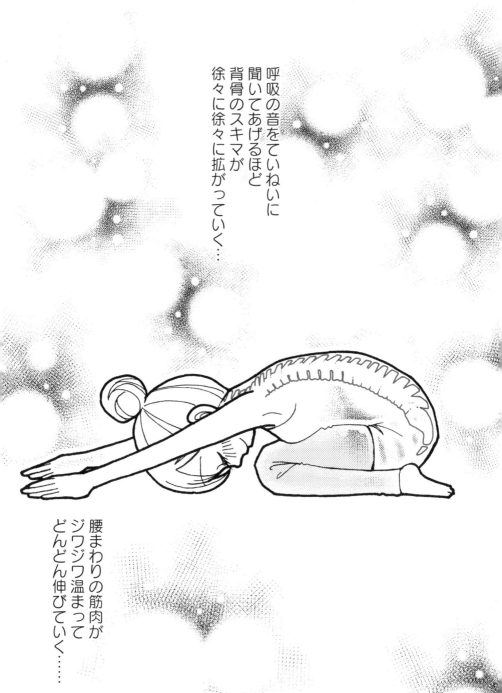

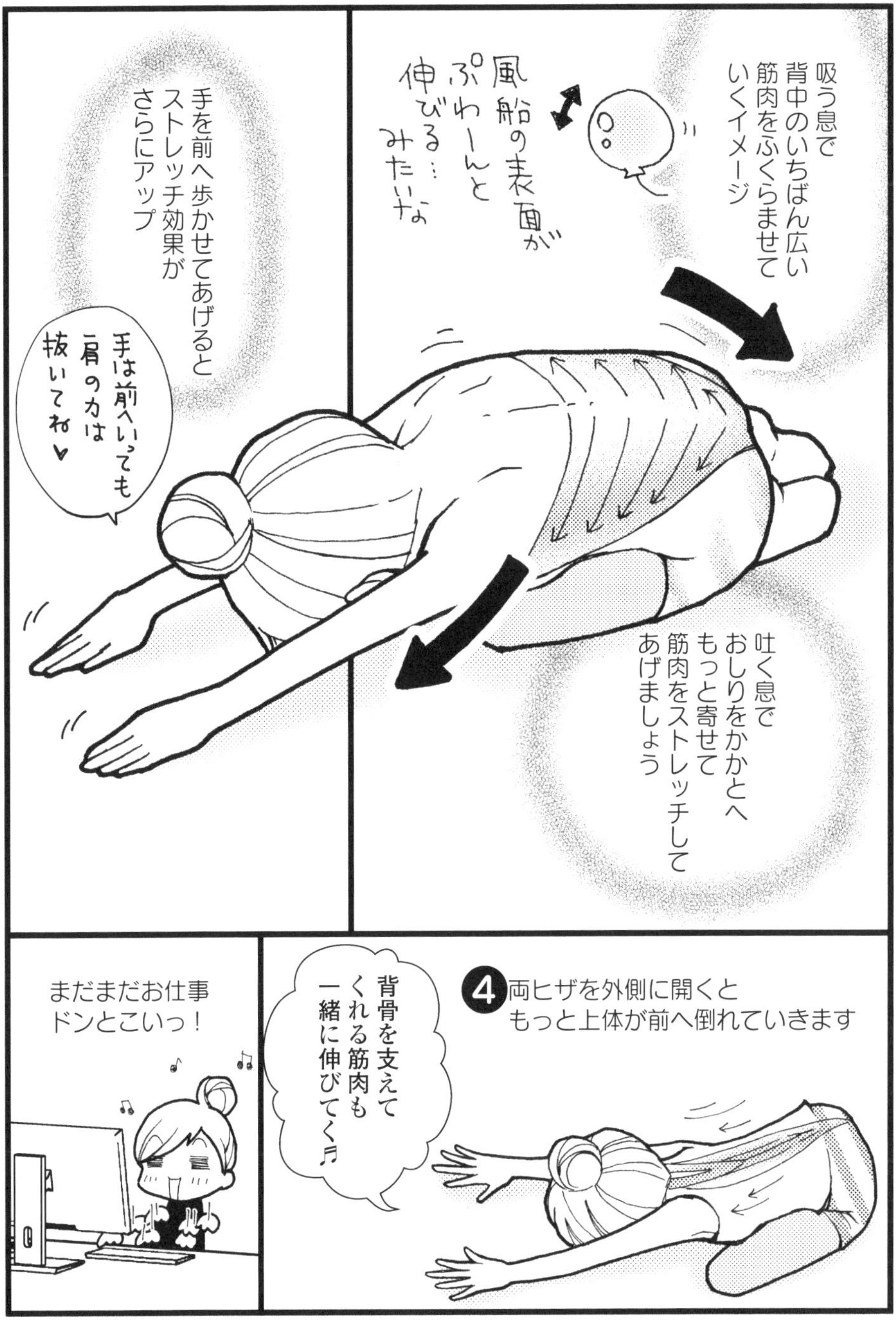
吸う息で背中のいちばん広い筋肉をふくらませていくイメージ
風船の表面がぷわーんと伸びる…みたいな
吐く息でおしりをかかとへもっと寄せて筋肉をストレッチしてあげましょう
手を前へ歩かせてあげるとストレッチ効果がさらにアップ
手は前へいっても肩の力は抜いてね♥
4 両ヒザを外側に開くともっと上体が前へ倒れていきます
背骨を支えてくれる筋肉も一緒に伸びてく♪
まだまだお仕事ドンとこいっ！

NAGARAYOGA
ポーズ 9

前屈ゆらゆら

立ったまま、上半身を腰から折り曲げて、バウンドさせます。太ももの後ろの筋肉を伸ばすことで、腰まわりの重だるさとツラさが軽くなっていきます。

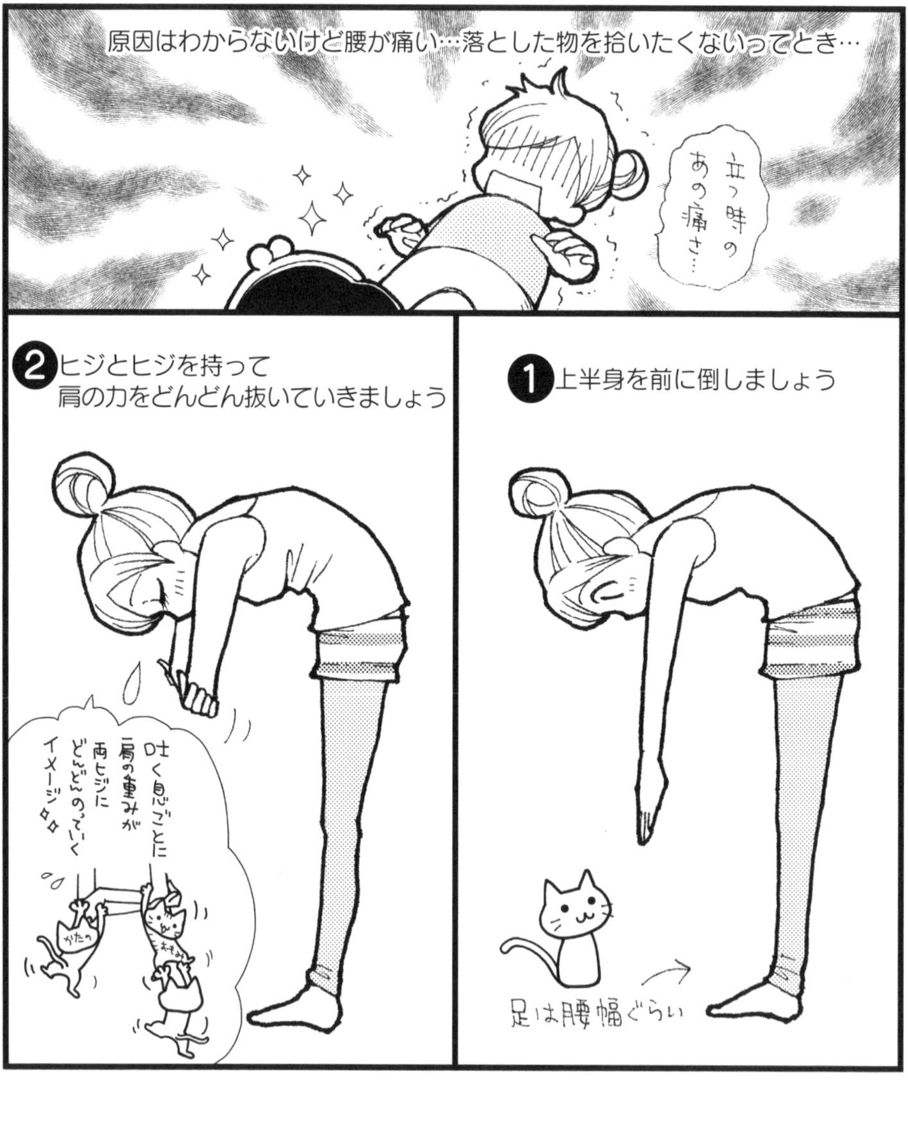

❸腕を前後に大きく揺らして
上半身をバウンドさせてみましょう

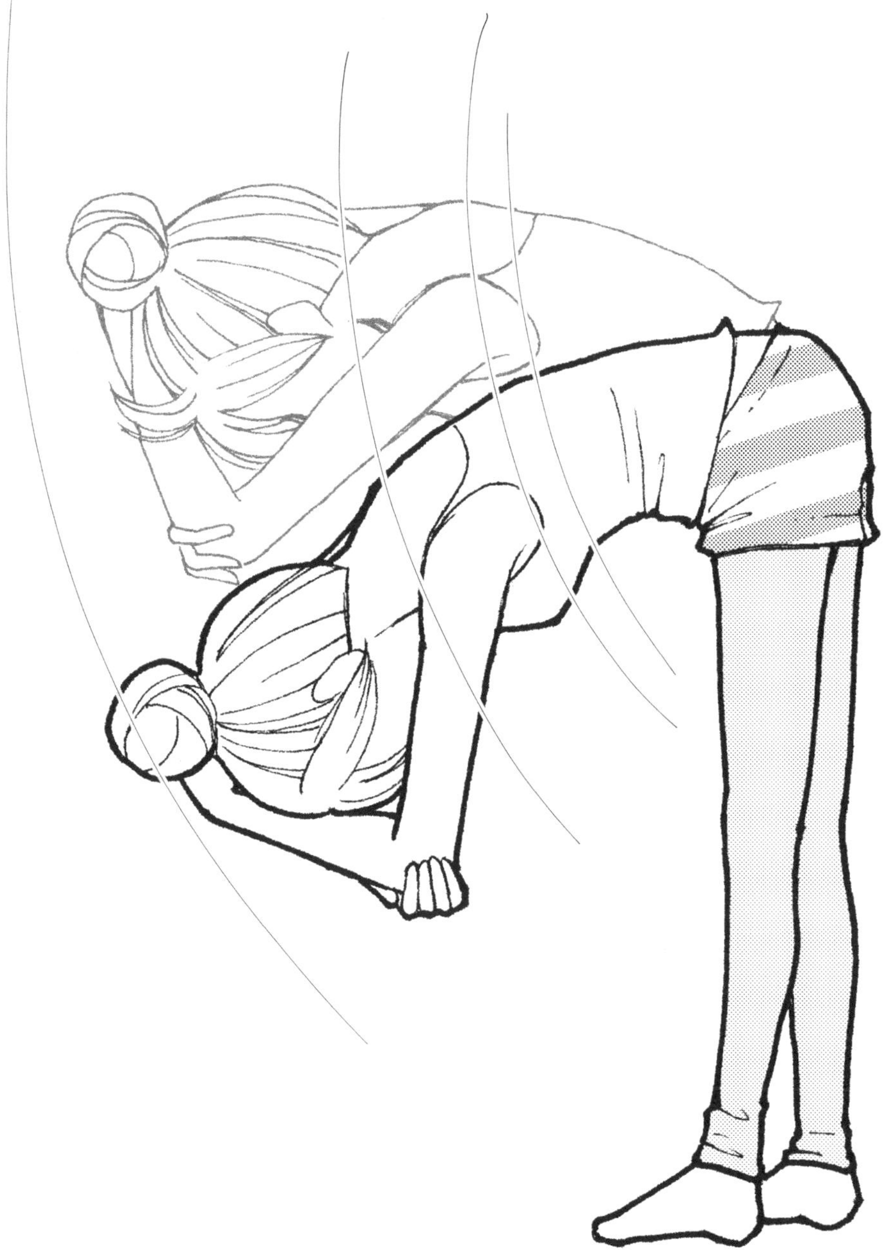

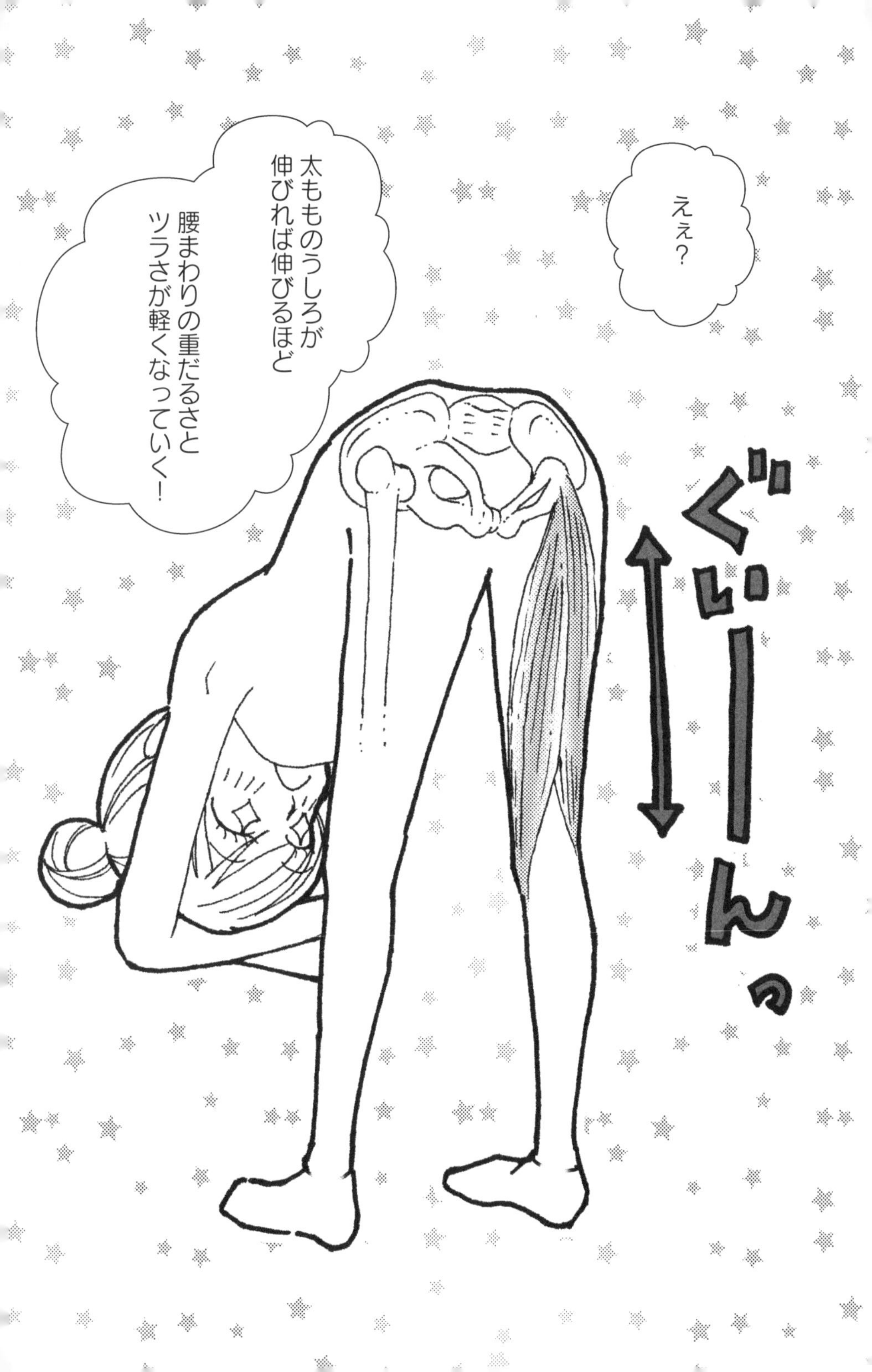
えぇ？
ぐいーんっ
太もものうしろが伸びれば伸びるほど
腰まわりの重だるさとツラさが軽くなっていく！

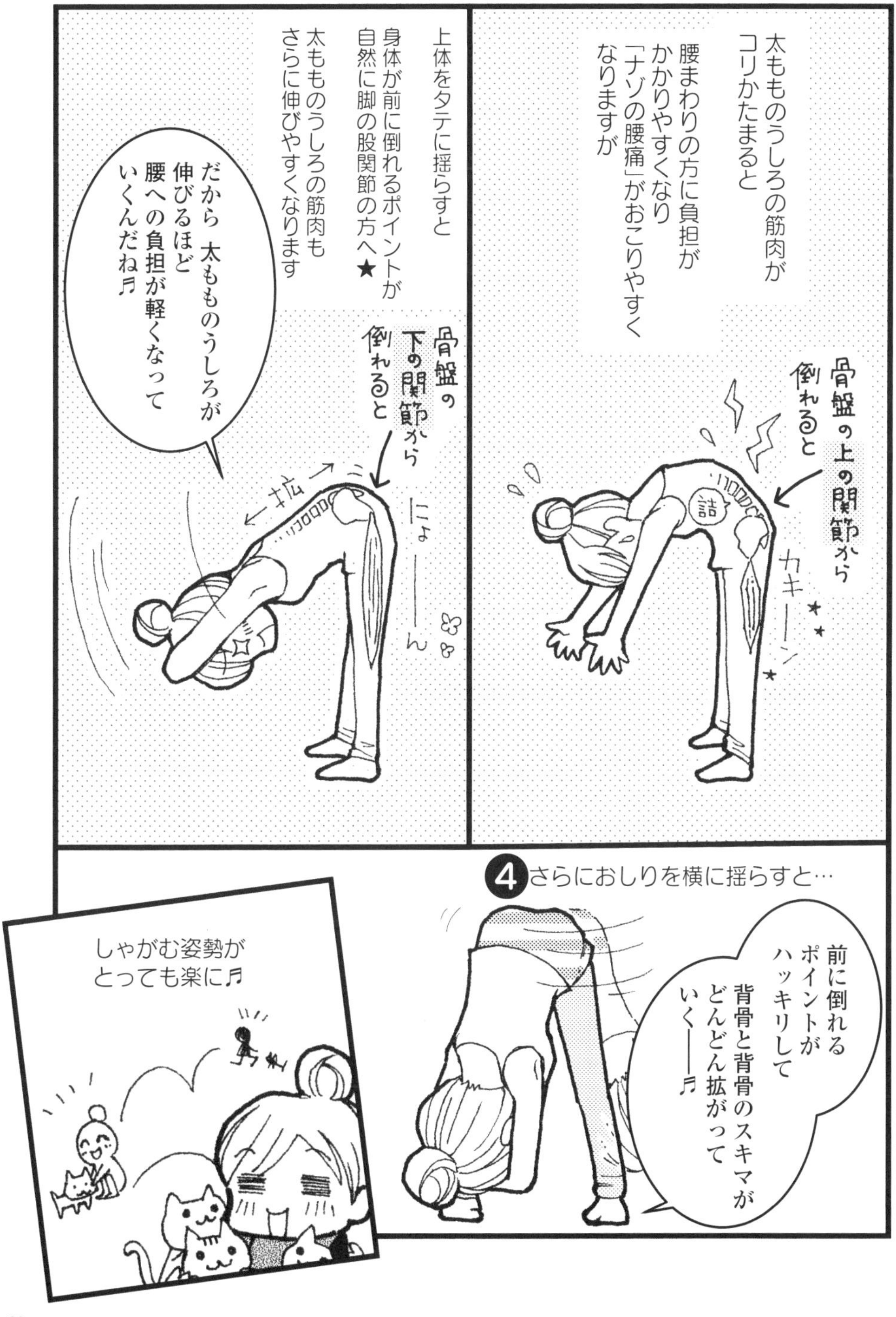
太もものうしろの筋肉が
コリかたまると
腰まわりの方に負担が
かかりやすくなり
「ナゾの腰痛」がおこりやすく
なりますが
骨盤の上の関節から倒れると
詰
カキーン
上体をタテに揺らすと
身体が前に倒れるポイントが
自然に脚の股関節の方へ★
太もものうしろの筋肉も
さらに伸びやすくなります
骨盤の下の関節から倒れると
拡
にょーーーん
だから 太もものうしろが
伸びるほど
腰への負担が軽くなって
いくんだね♬
4 さらにおしりを横に揺らすと…
前に倒れる
ポイントが
ハッキリして
背骨と背骨のスキマが
どんどん拡がって
いく――♬
しゃがむ姿勢が
とっても楽に♬

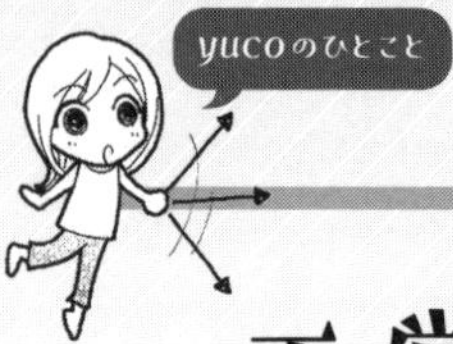

正常な骨盤位置に戻せば体が変わる！

骨盤は上半身と下半身をつなぐ大事な役割を果たしています。歩く、走る、立つ、座るという人間の基本的動作は、骨盤が上半身を支えることで成り立つのです。また、骨盤の中には大切な臓器や内臓を支える筋肉があります。「体を表すにくづきに要で“腰”」と書く漢字で表されるように、腰は体の要（かなめ）になる大切な部分なのです。

骨盤が正しい位置にないと、姿勢の崩れや、お腹や腰まわりに脂肪がつきやすくなる原因になります。骨盤を正しい位置に立て、骨盤まわりの筋肉（骨盤底筋群）を鍛えると、自然と姿勢も良くなり、スタイルの維持や下半身の引き締め、腰痛などから腰を守るコルセットのような筋肉が自然とついてくるのです。出産後の回復の遅れや加齢による尿もれ、内臓の下垂なども防ぐことができます。

骨盤を正す！　ゆるめる！　鍛える！　の３ステップを日常に取り入れましょう。

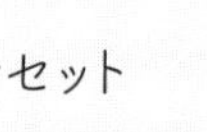

N A G A R A Y O G A

第4章

下半身引き締めでヤセる

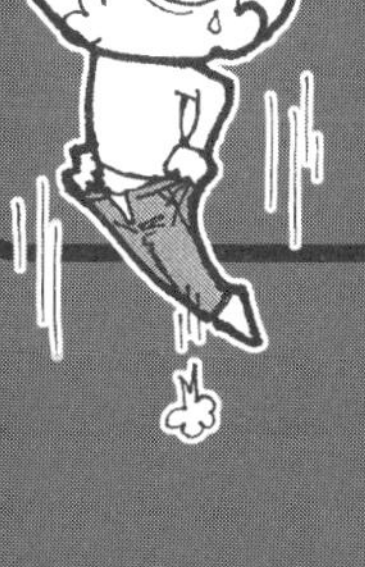

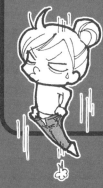

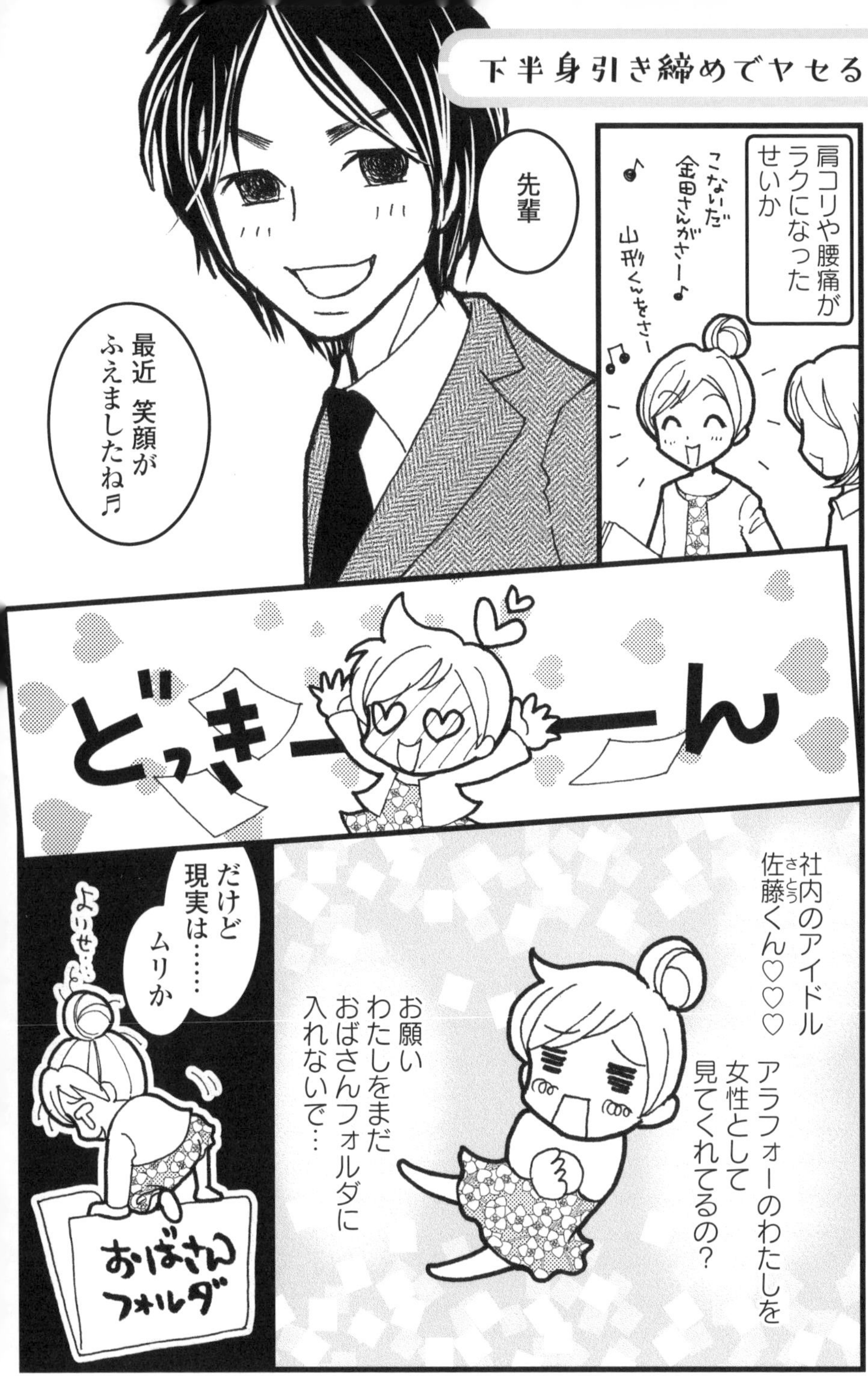

肩コリや腰痛がラクになったせいか
こないだ金田さんがさー♪
山形くんをさー
先輩
最近 笑顔がふえましたね♬
どっきーーーん
社内のアイドル佐藤《さとう》くん♡♡♡
アラフォーのわたしを女性として見てくれてるの?
お願い わたしをまだおばさんフォルダに入れないで…
だけど現実は……
ムリか
よいせ…
おばさんフォルダ

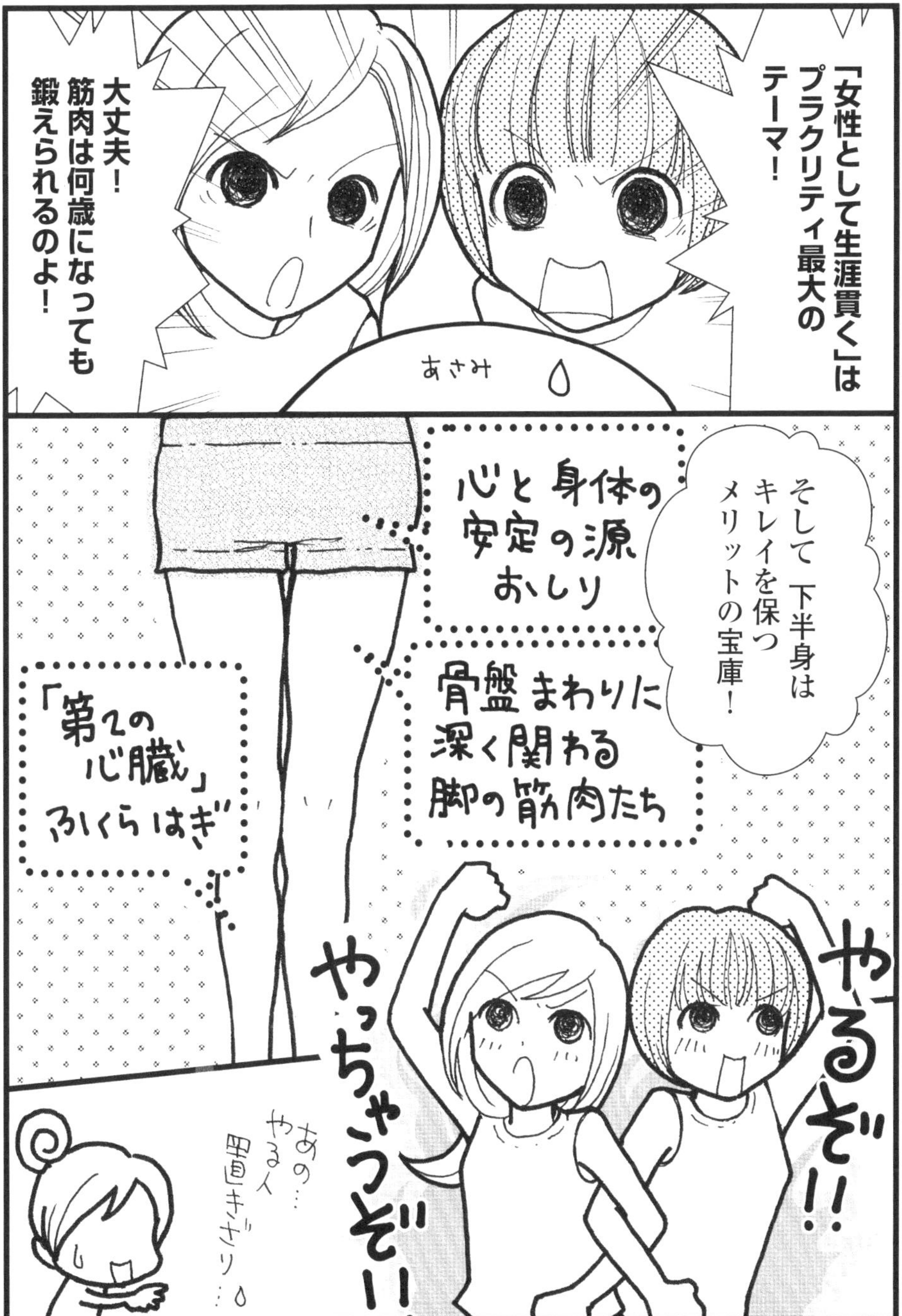
「女性として生涯貫く」はプラクリティ最大のテーマ！
大丈夫！筋肉は何歳になっても鍛えられるのよ！
あさみ
そして 下半身はキレイを保つメリットの宝庫！
心と身体の安定の源 おしり
骨盤まわりに深く関わる脚の筋肉たち
「第2の心臓」ふくらはぎ
やるぞ!!
やっちゃうぞ!!
あの…やる人置きざり…

NAGARAYOGA ポーズ 10

だらだらバタフライ

床に座ったままできるポーズです。開いた両ヒザをピタッとくっつけることで太もも内側の筋肉に負荷をかけ、下半身を引き締めることができます。

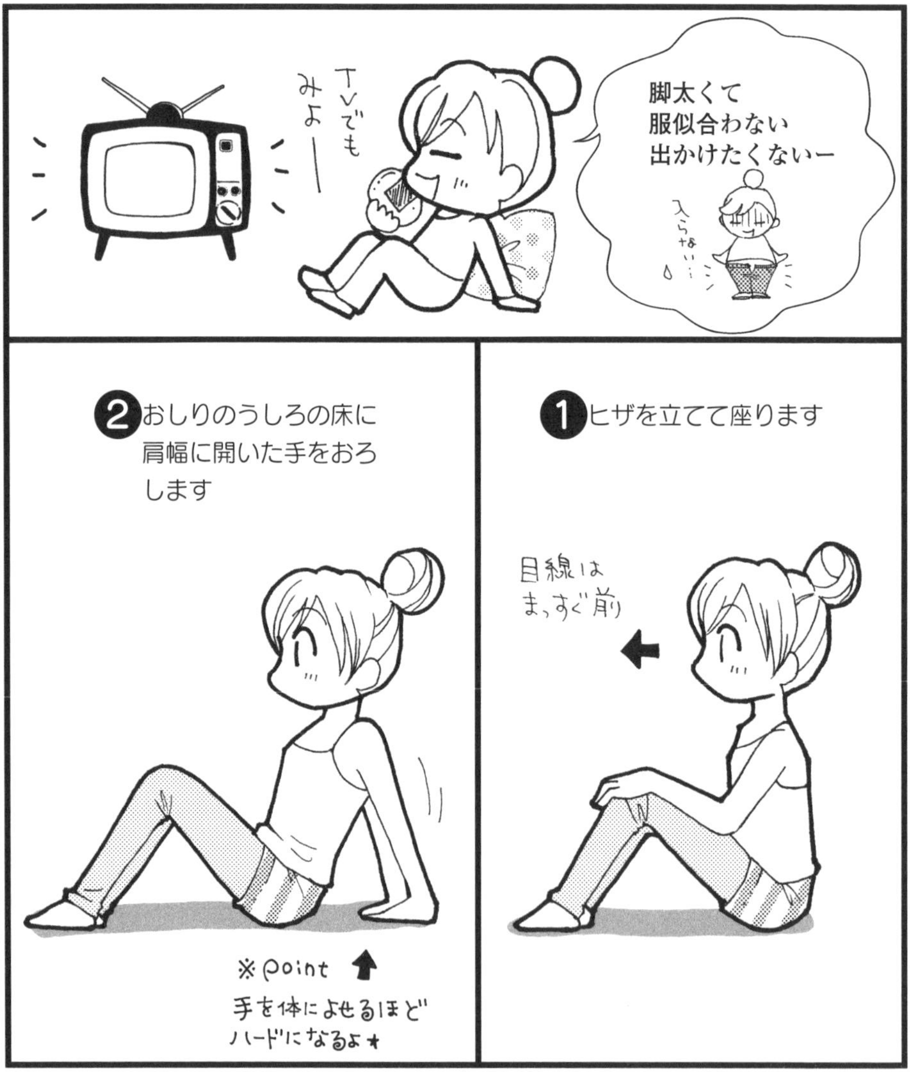
TVでもみよーー
脚太くて
服似合わない
出かけたくないー
入らない…
❶ヒザを立てて座ります
目線は
まっすぐ前
❷おしりのうしろの床に
肩幅に開いた手をおろ
します
※point
手を体によせるほど
ハードになるよ★

❸吐いて→両ヒザを外側にたおします
吸って→両ヒザを**ぴたっっっ★**とくっつけます
この2つを 繰り返します

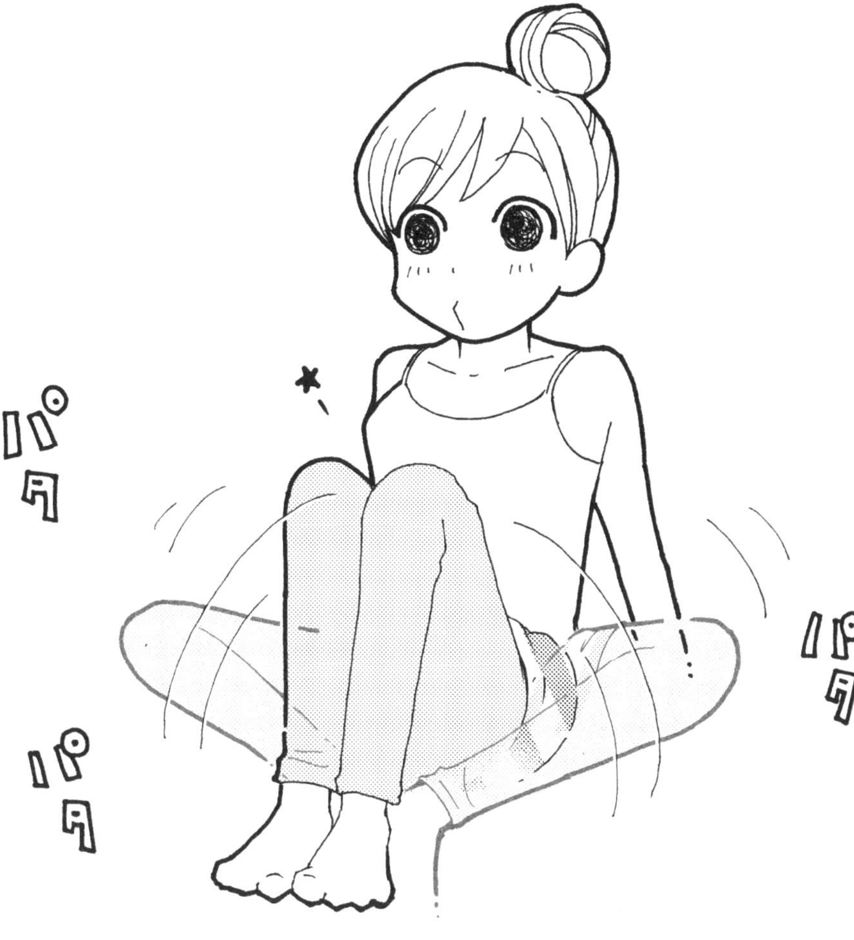

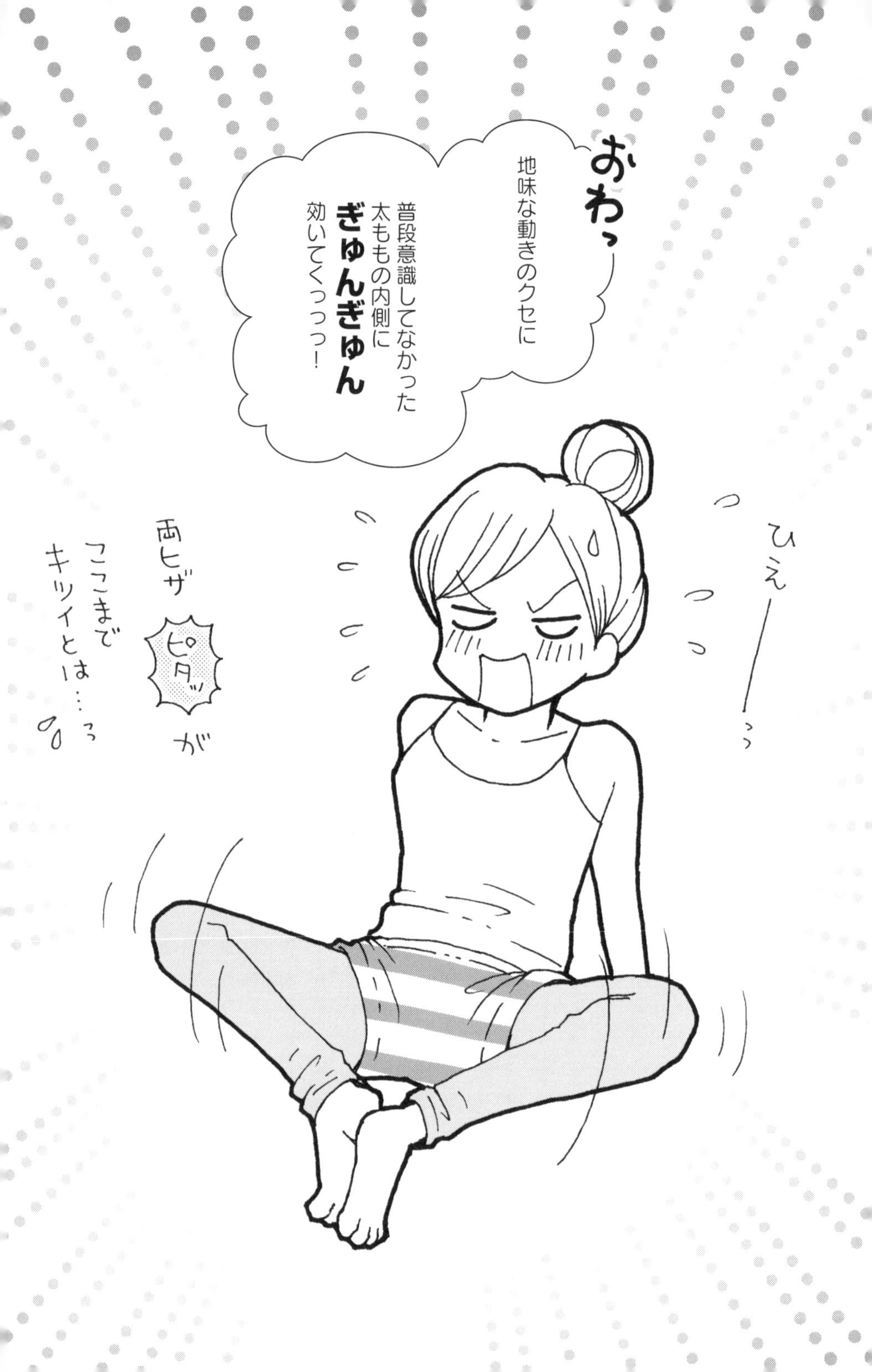
おわっ
地味な動きのクセに
普段意識してなかった
太ももの内側に
ぎゅんぎゅん
効いてくっっっ!
ひえ——っ
両ヒザ
ピタッ
が
ここまで
キツイとは…っ

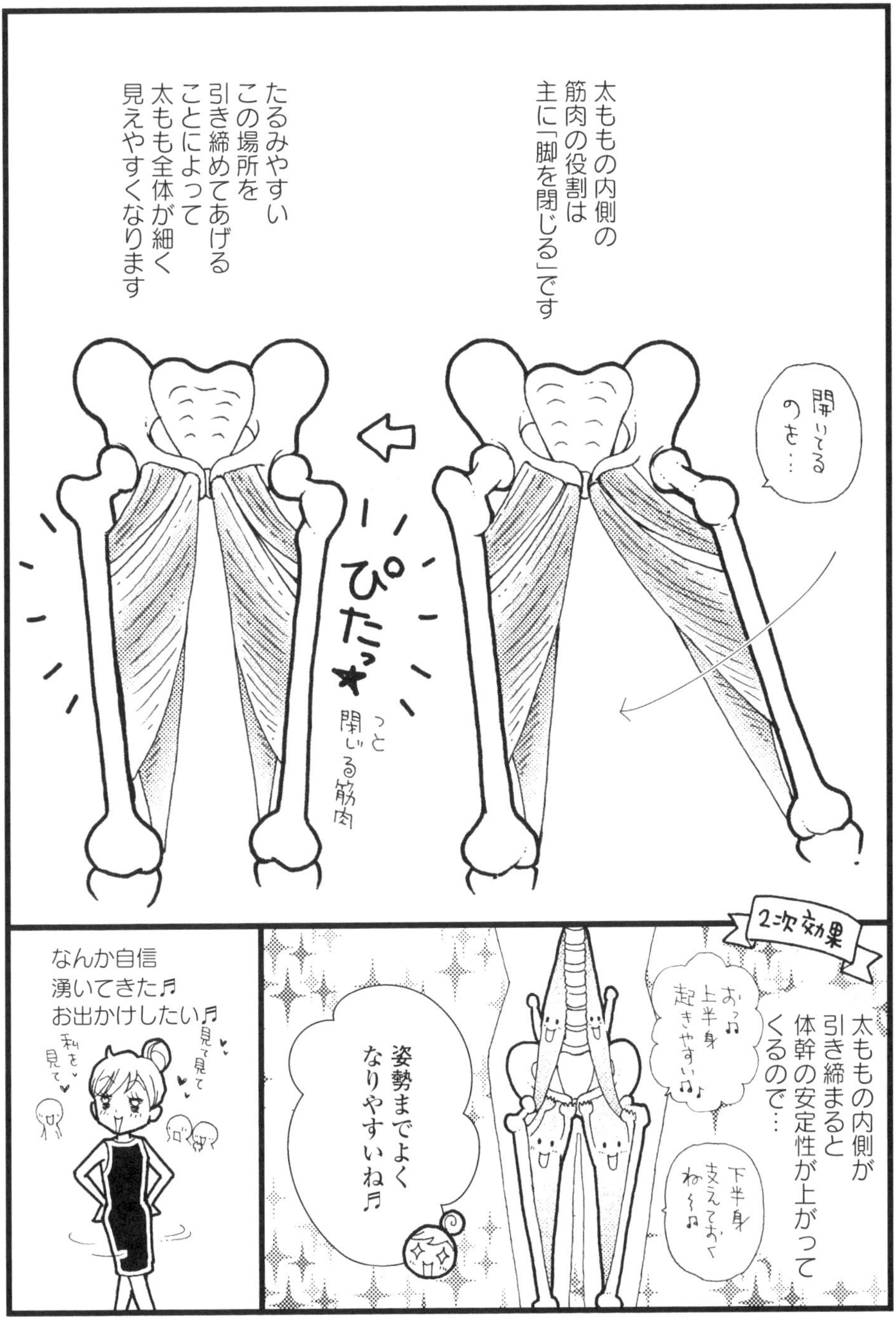
太ももの内側の
筋肉の役割は
主に「脚を閉じる」です
たるみやすい
この場所を
引き締めてあげる
ことによって
太もも全体が細く
見えやすくなります
開いてるのを…
ぴたっ★
っと
閉じる筋肉
2次効果
太ももの内側が
引き締まると
体幹の安定性が上がって
くるので…
おっ♫
上半身
起きやすい♫♪
下半身
支えておく
ね〜♫
姿勢までよく
なりやすいね♬
なんか自信
湧いてきた♬
お出かけしたい♬
見て見て
私を
見て

まっすぐかかとピタッ

壁に沿ってかかと同士をつけてまっすぐに立ち、つま先立ちをするポーズです。足のつけ根の筋肉が引き締まると、おしりの形も引き締まっていきますよ。

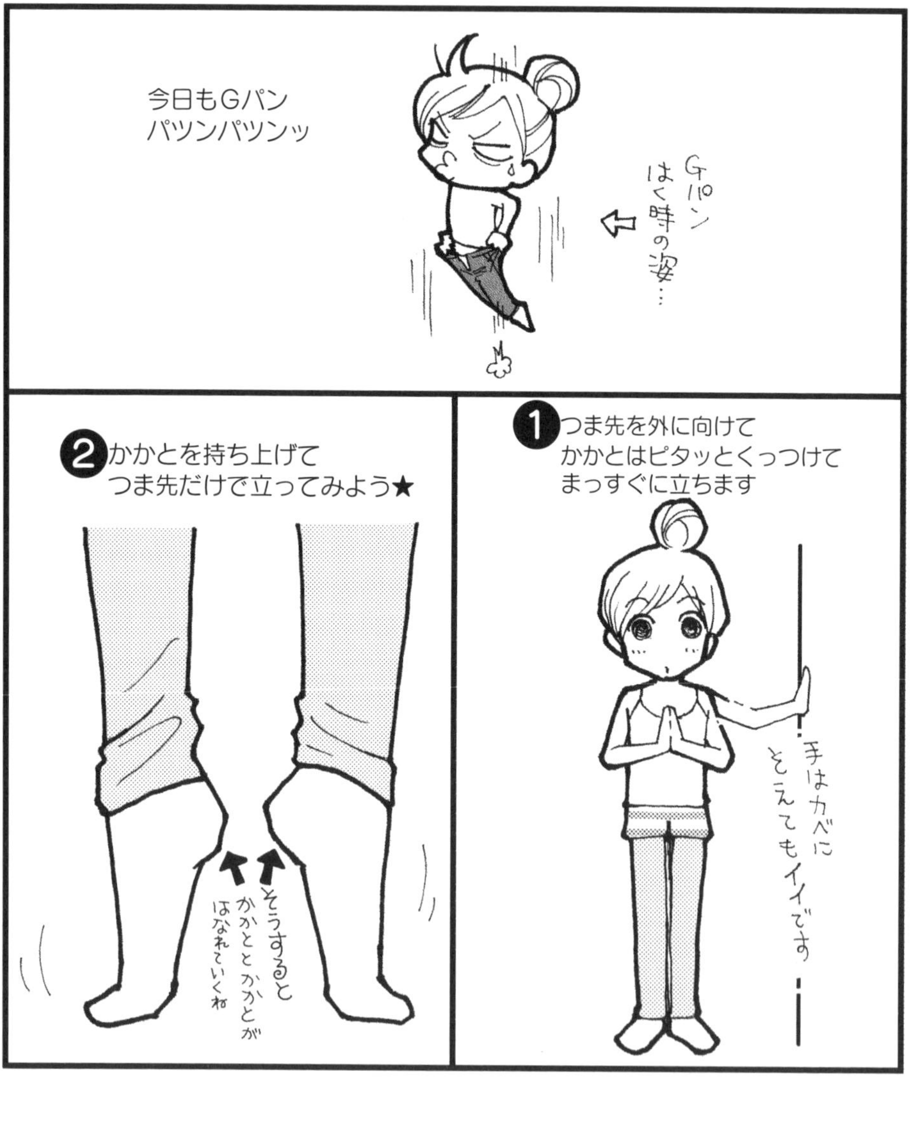
今日もGパン
パツンパツンッ
Gパン
はく時の姿…
❶つま先を外に向けて
かかとはピタッとくっつけて
まっすぐに立ちます
手はカベに
そえてもイイです
❷かかとを持ち上げて
つま先だけで立ってみよう★
そうすると
かかととかかとが
はなれていくね

❸かかとをどんどん
寄せていってみましょう★

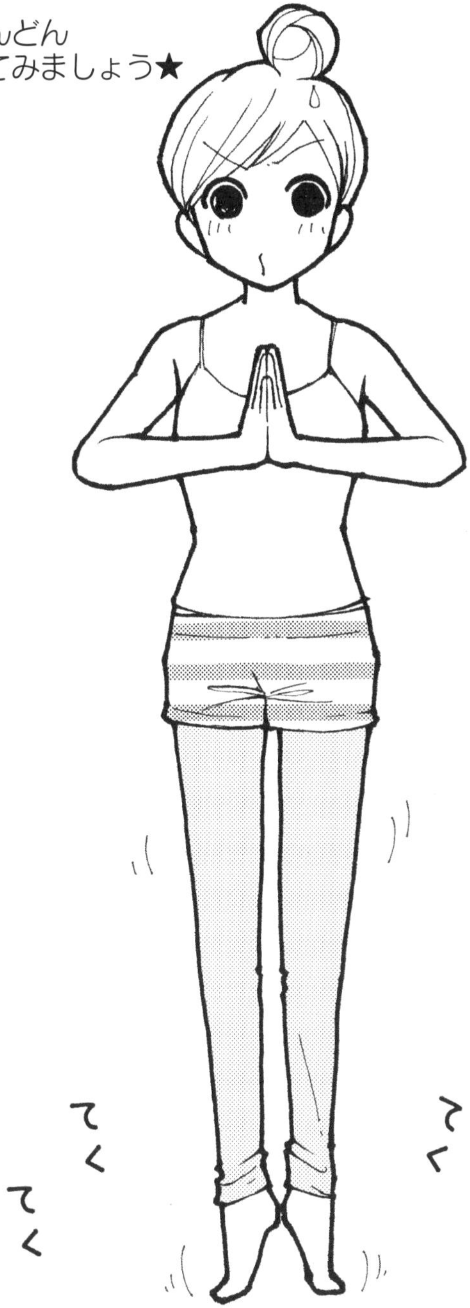

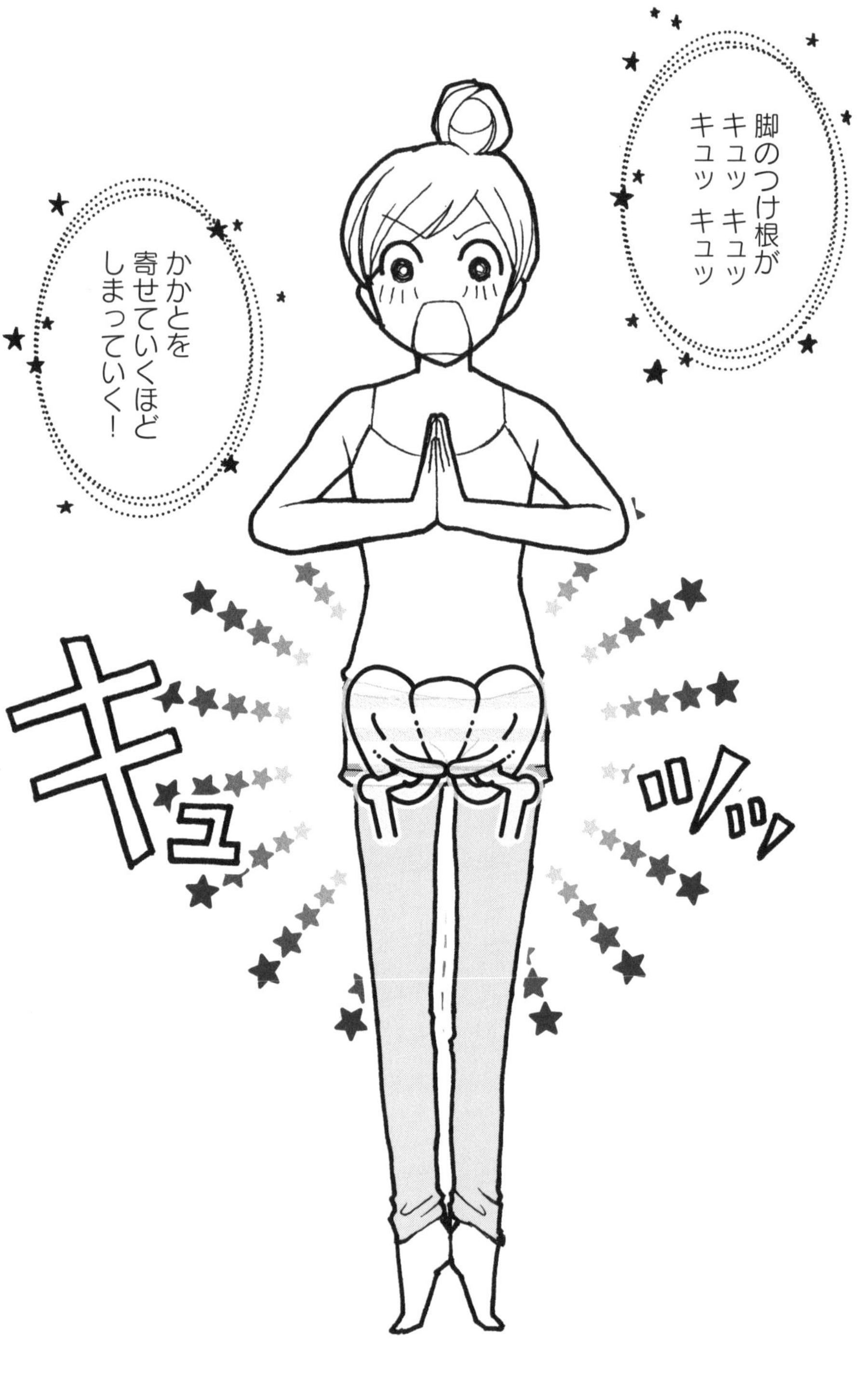
脚のつけ根が
キュッ キュッ
キュッ キュッ
かかとを
寄せていくほど
しまっていく！
キュッッ

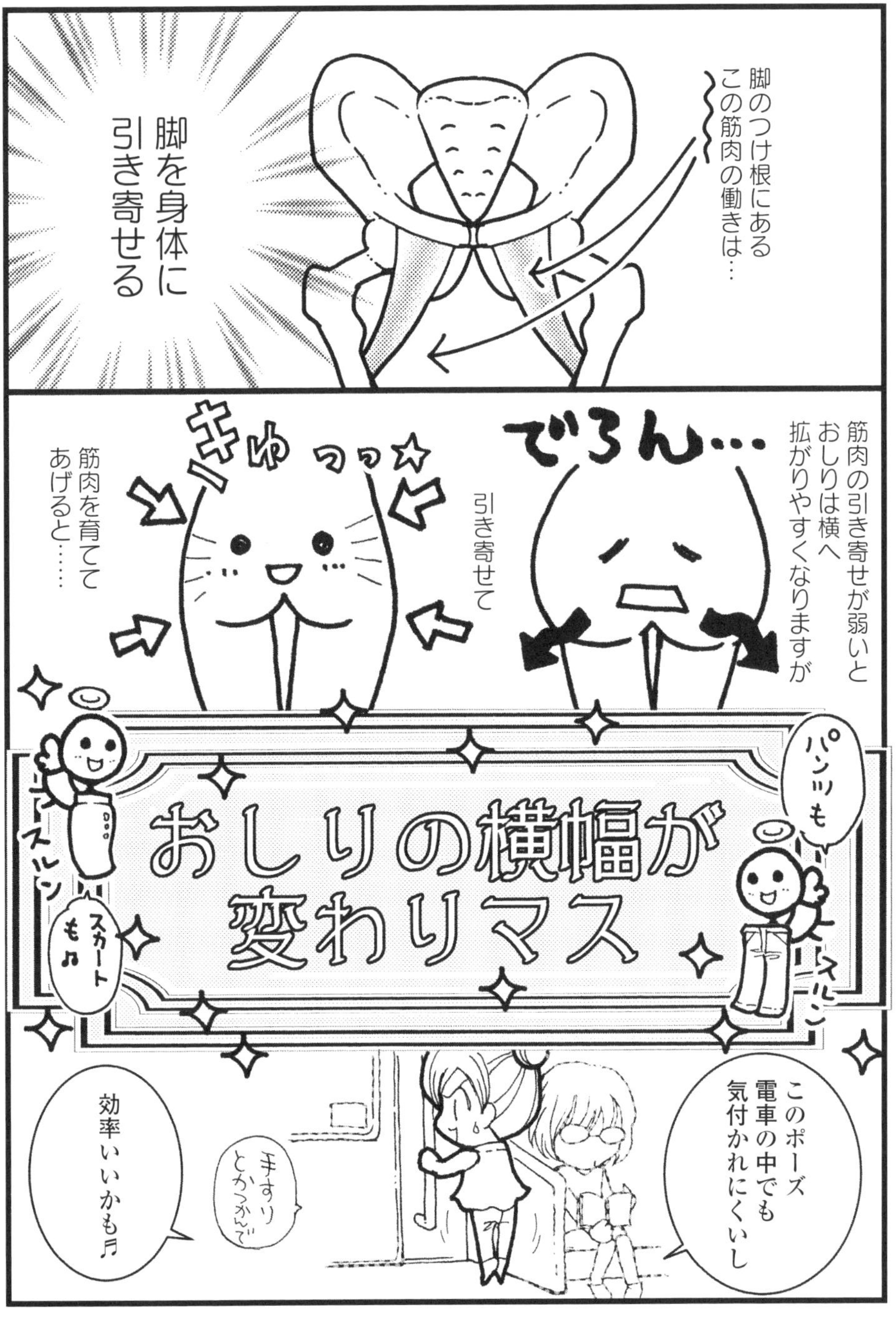
脚のつけ根にある
この筋肉の働きは…
脚を身体に引き寄せる
筋肉の引き寄せが弱いと
おしりは横へ
拡がりやすくなりますが
でろん…
引き寄せて
キゅっっ☆
筋肉を育てて
あげると……
おしりの横幅が
変わりマス
パンツも
スルン
スカートも♪
スルン
このポーズ
電車の中でも
気付かれにくいし
手すり
とかつかんで
効率いいかも♪

NAGARAYOGA
ポーズ12

寺院のポーズ

がにまたの姿勢のまま腰を落としていき、 つま先を上げましょう。 下半身の筋肉全体に負荷がかかることで、 引き締め効果が期待できます。

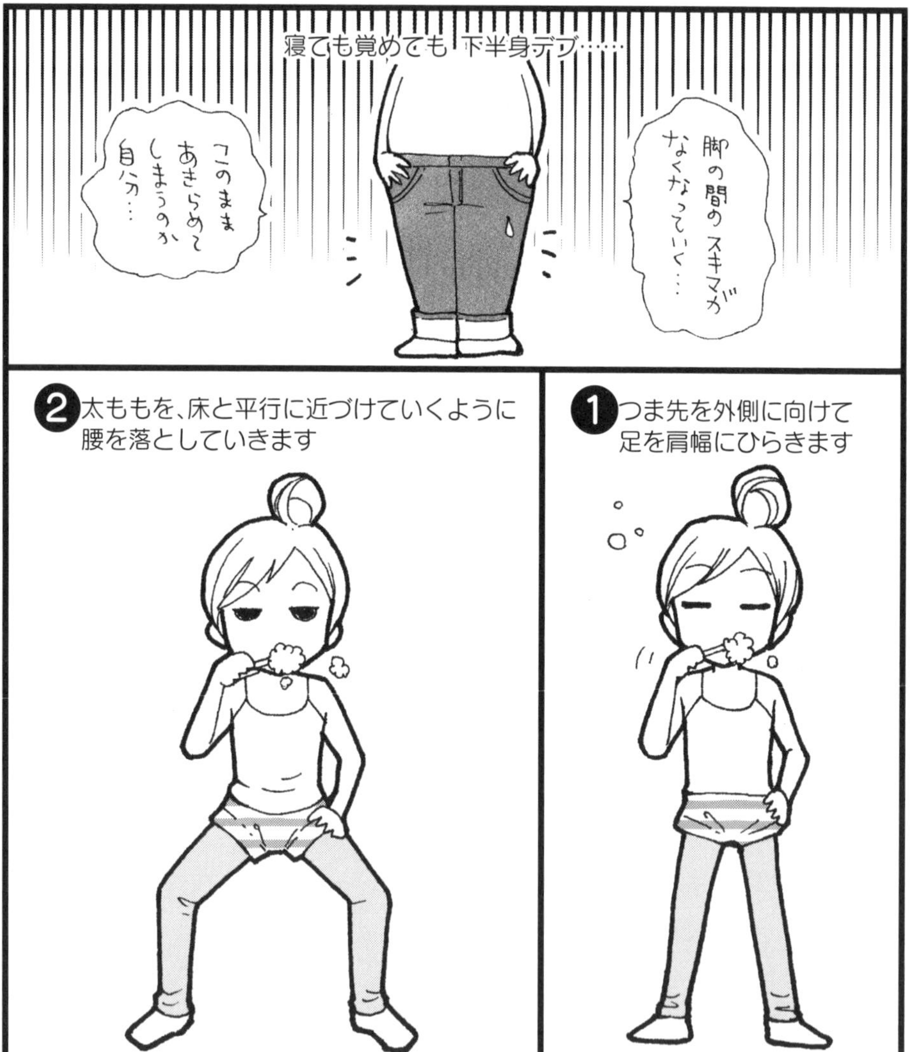

寝ても覚めても 下半身デブ……
脚の間のスキマがなくなっていく…
このままあきらめてしまうのか自分…
❶つま先を外側に向けて足を肩幅にひらきます
❷太ももを、床と平行に近づけていくように腰を落としていきます

❸つま先を上げてキープ!!!

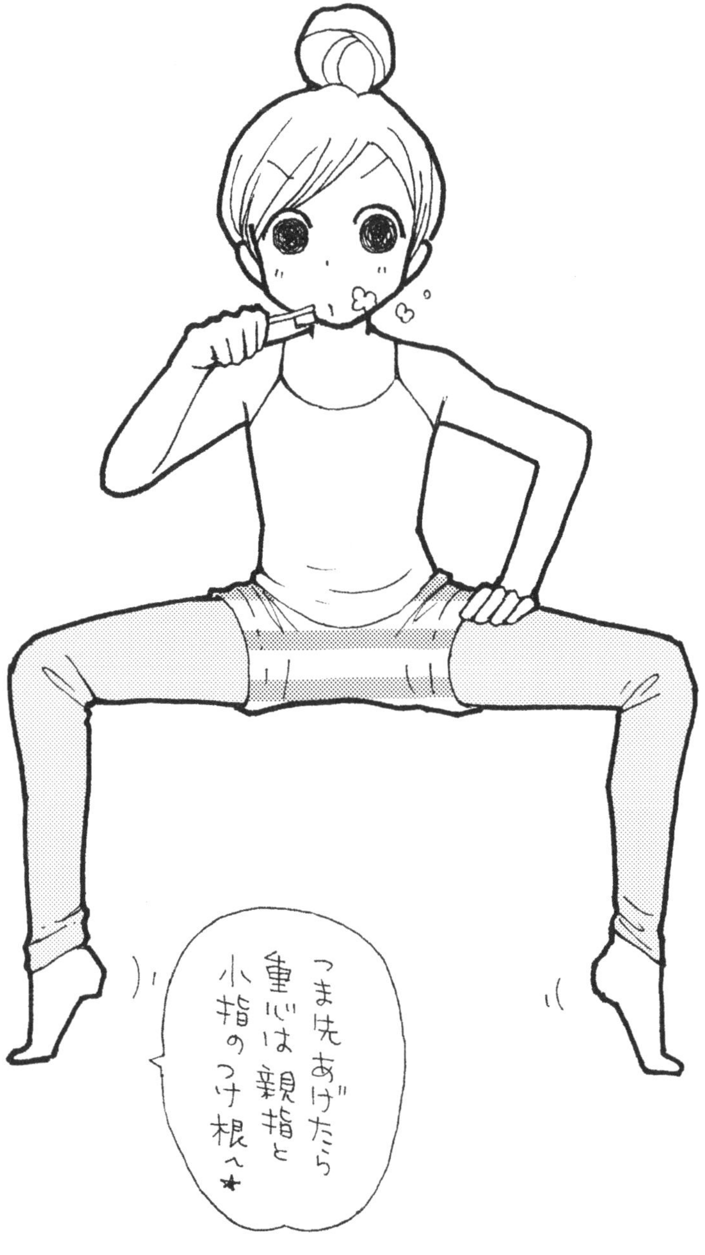
つま先あげたら
重心は親指と
小指のつけ根へ★

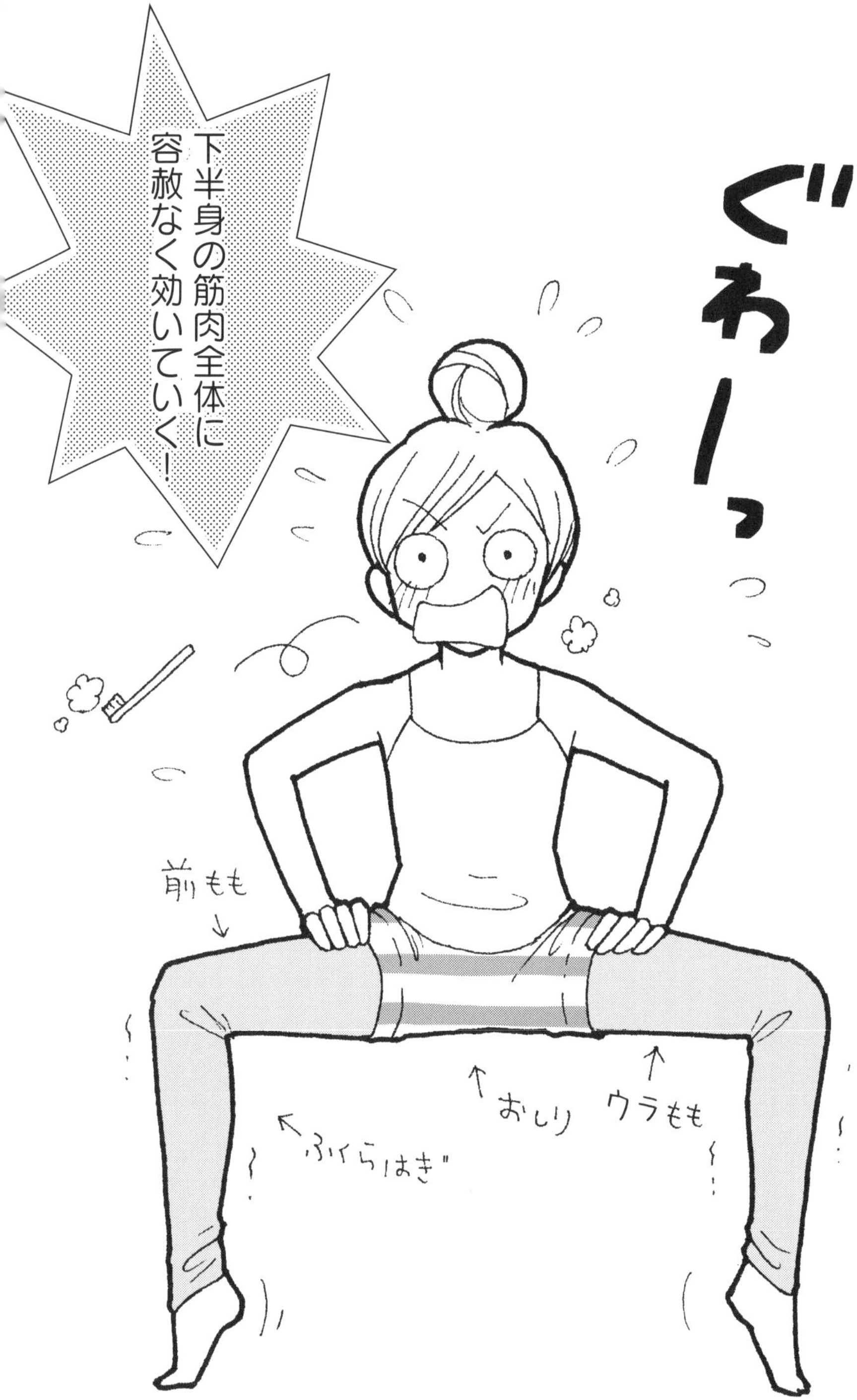
ぐわーっ
下半身の筋肉全体に容赦なく効いていく！
前もも
おしり
ウラもも
ふくらはぎ

特にこの筋肉を育てたい!!

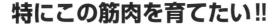

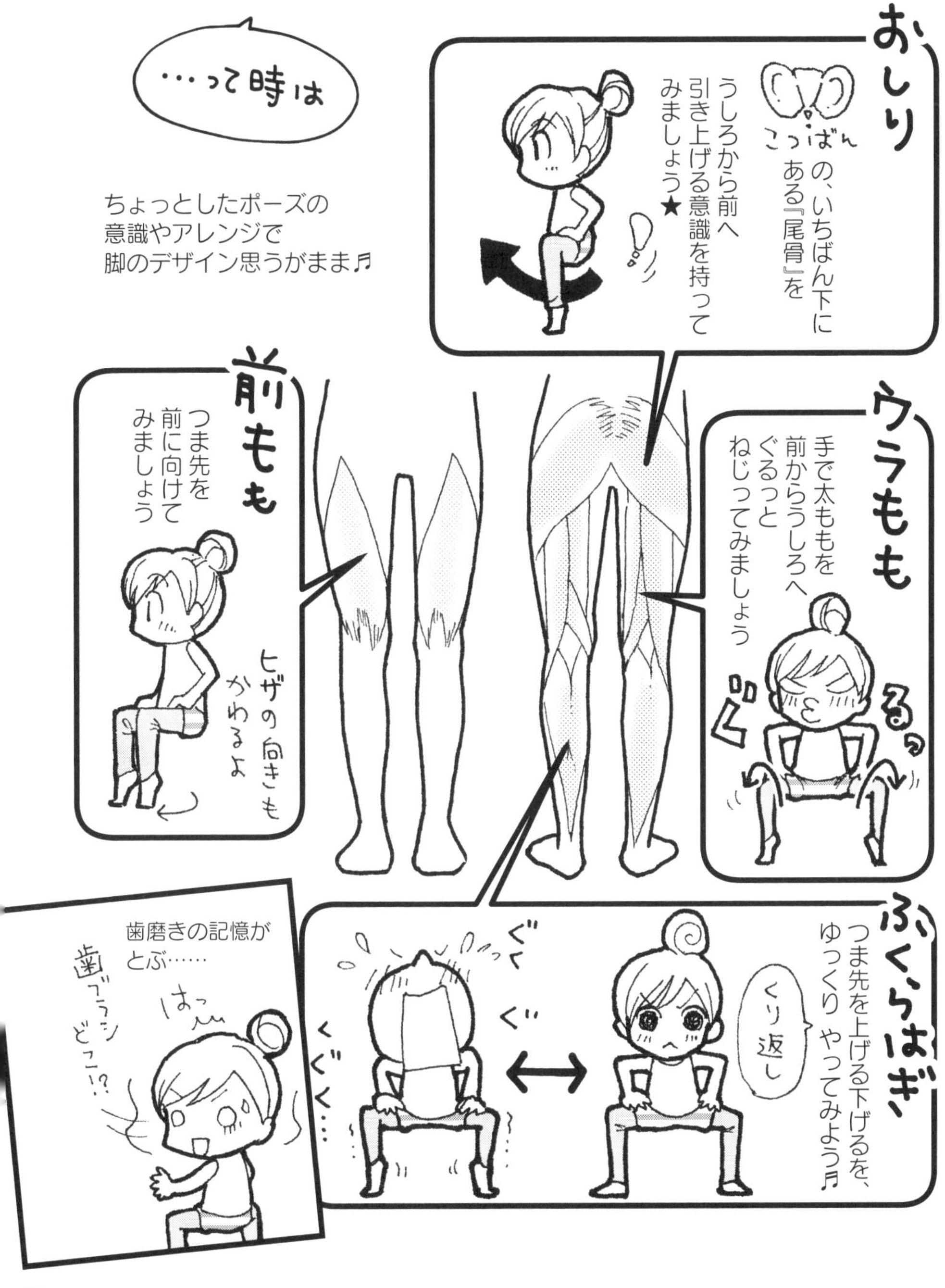
…って時は
ちょっとしたポーズの
意識やアレンジで
脚のデザイン思うがまま♬
おしり
こつばん
の、いちばん下にある『尾骨』を
うしろから前へ引き上げる意識を持ってみましょう★
前もも
つま先を前に向けてみましょう
ヒザの向きもかわるよ
ウラもも
手で太ももを前からうしろへぐるっとねじってみましょう
ぐ
るっ
ふくらはぎ
つま先を上げる下げるを、ゆっくりやってみよう♬
くり返し
ぐぐ
ぐ
ぐぐぐ…
歯磨きの記憶がとぶ……
歯ブラシどこー!?
はっ

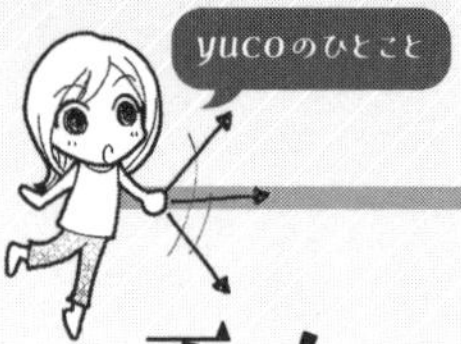

正しい姿勢の整え方を実践してみましょう

　自分の立ち姿をじっくりと鏡の前で観察したことはありますか？　正面から見た時の肩の高さやヒザの高さ、腰骨の位置はどうですか？　横から見た時の猫背や反り腰など、骨盤は傾いていませんか？

　第３章にあるように、骨盤の位置を正すことがいかに大切かは、ご理解いただけたかと思います。ここではさっそく実践してみましょう。

①かかと、おしり、肩、後頭部が壁につくように立ちます。

②おしりを引き締め、お腹を凹ませ、上に引き上げられるように、さらに壁と背中の間に指を入れ、すきまに指１、２本入るくらいにします。

③この姿勢を壁がなくてもキープできるように、普段の生活の中で行なってみてください。

　キレイに立つだけで骨盤や姿勢を支える必要な腹筋や背筋が鍛えられ、骨盤を正常な位置に戻してくれます。もちろん下半身の引き締め効果もあります。

　キレイと健康の基本となる、姿勢から整えていきましょう！

N A G A R A Y O G A

第5章

顔ヨガで アンチエイジング

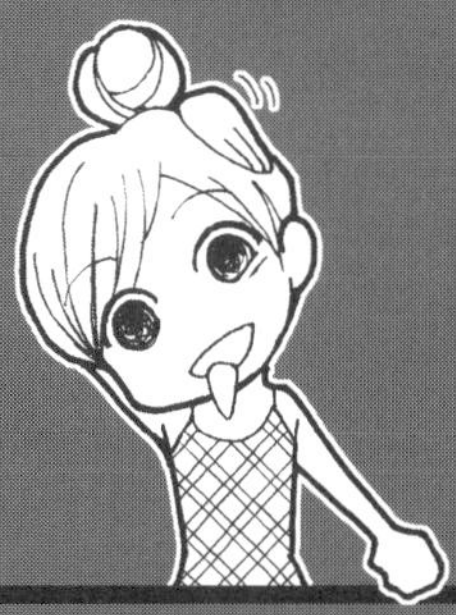

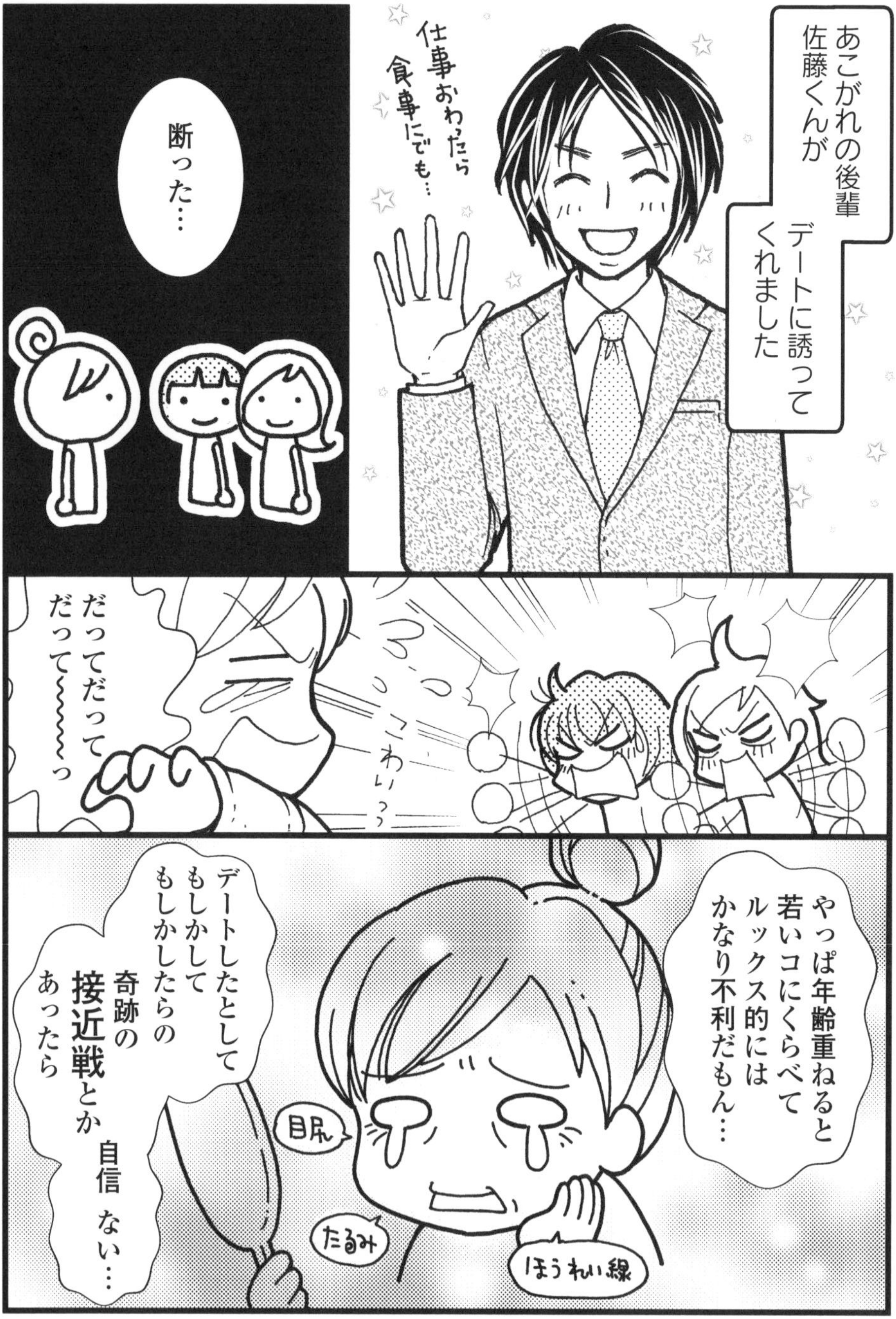
あこがれの後輩佐藤くんが
デートに誘ってくれました
仕事おわったら食事にでも…
断った…
だってだってだってだって〜〜〜っ
やっぱ年齢重ねると若いコにくらべてルックス的にはかなり不利だもん…
デートしたとして
もしかしてもしかしたらの奇跡の接近戦とかあったら
自信ない…
目尻
たるみ
ほうれい線

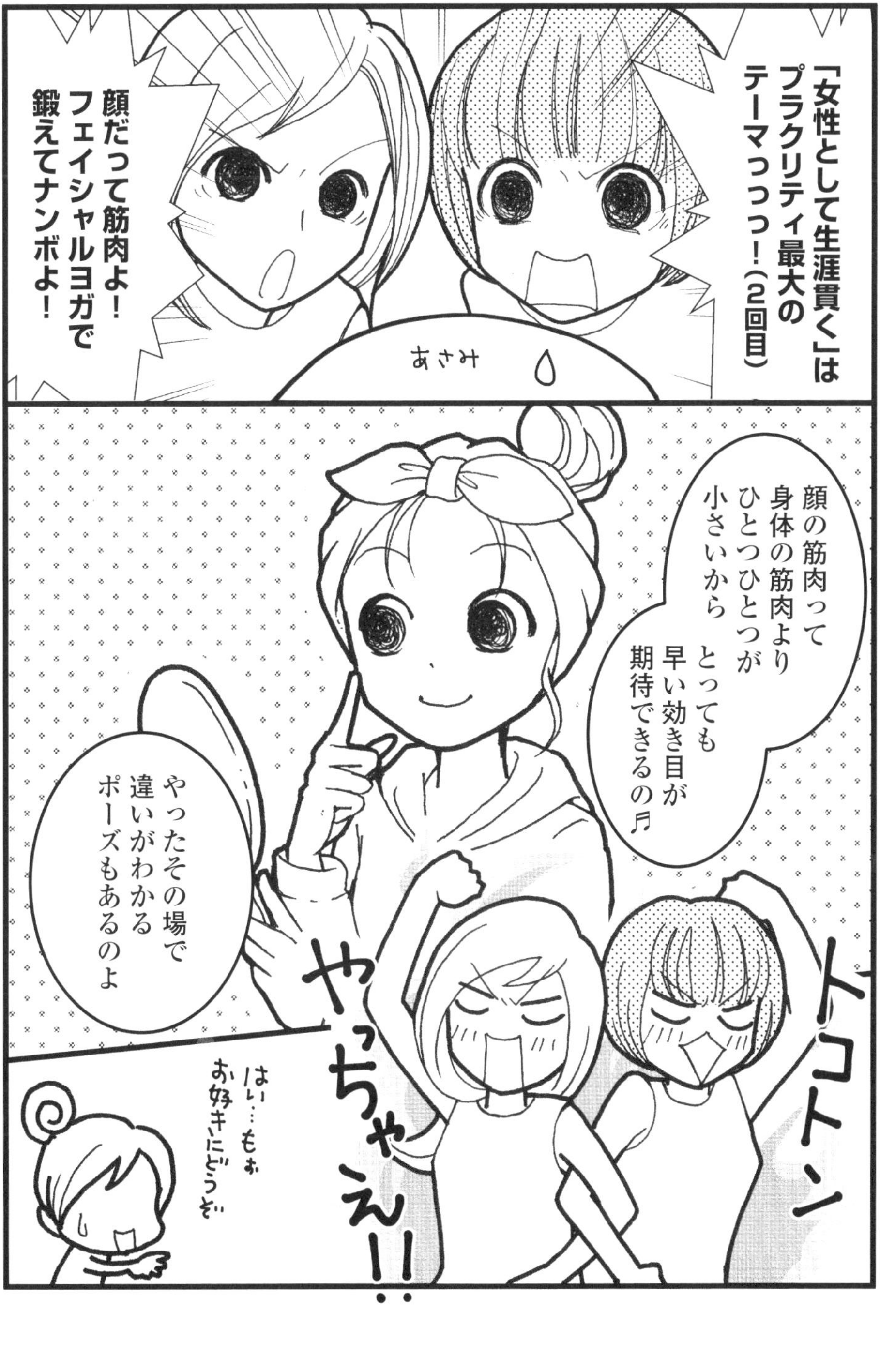
「女性として生涯貫く」はプラクリティ最大のテーマっっっ！（2回目）
顔だって筋肉よ！フェイシャルヨガで鍛えてナンボよ！
あさみ
顔の筋肉って身体の筋肉よりひとつひとつが小さいから
とっても早い効き目が期待できるの♬
やったその場で違いがわかるポーズもあるのよ
トコトン
やっちゃえ!!
はい…もぉお好きにどうぞ

NAGARAYOGA

ポーズ13

くちゃくちゃぱっ

この章では顔の筋肉（表情筋）を使ったヨガをご紹介します。思い切り伸縮させることで、血行やリンパの流れを良くし、顔の筋肉もやわらかくリラックスしていきます。

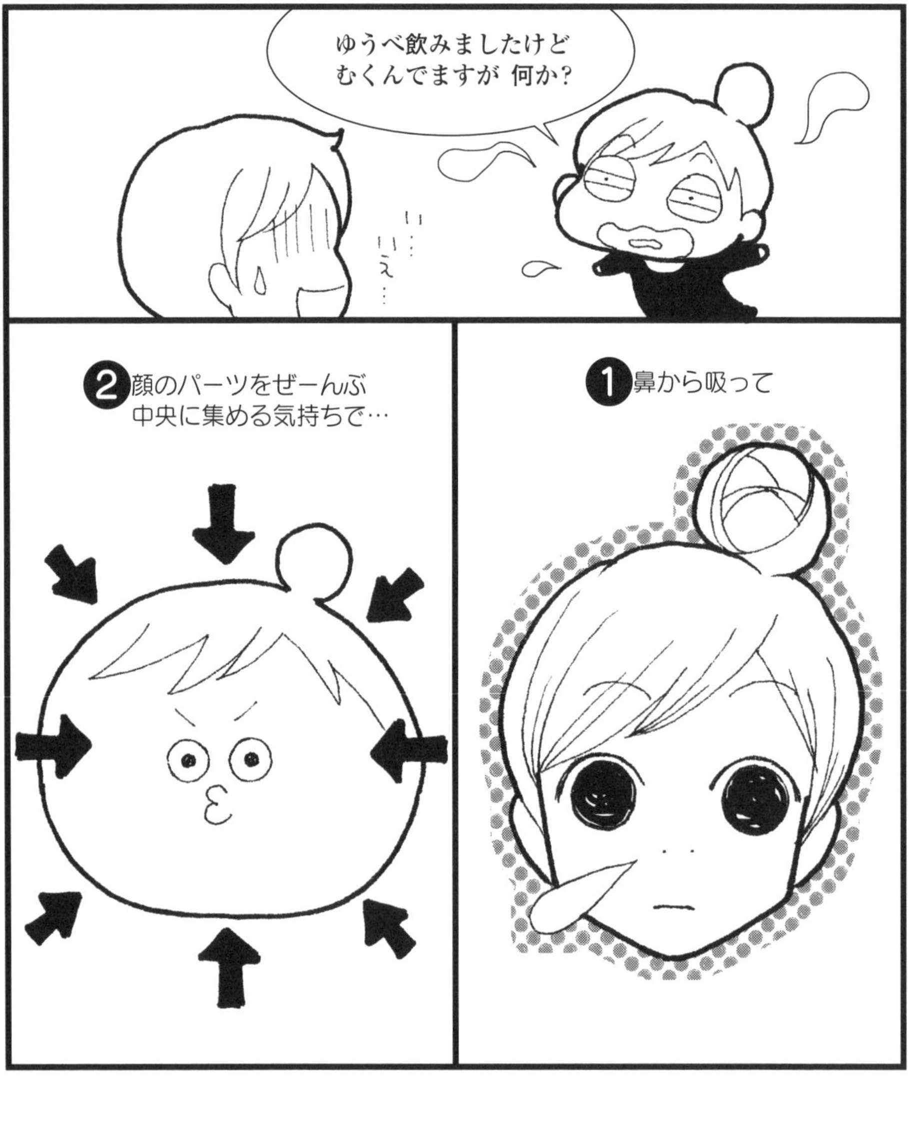

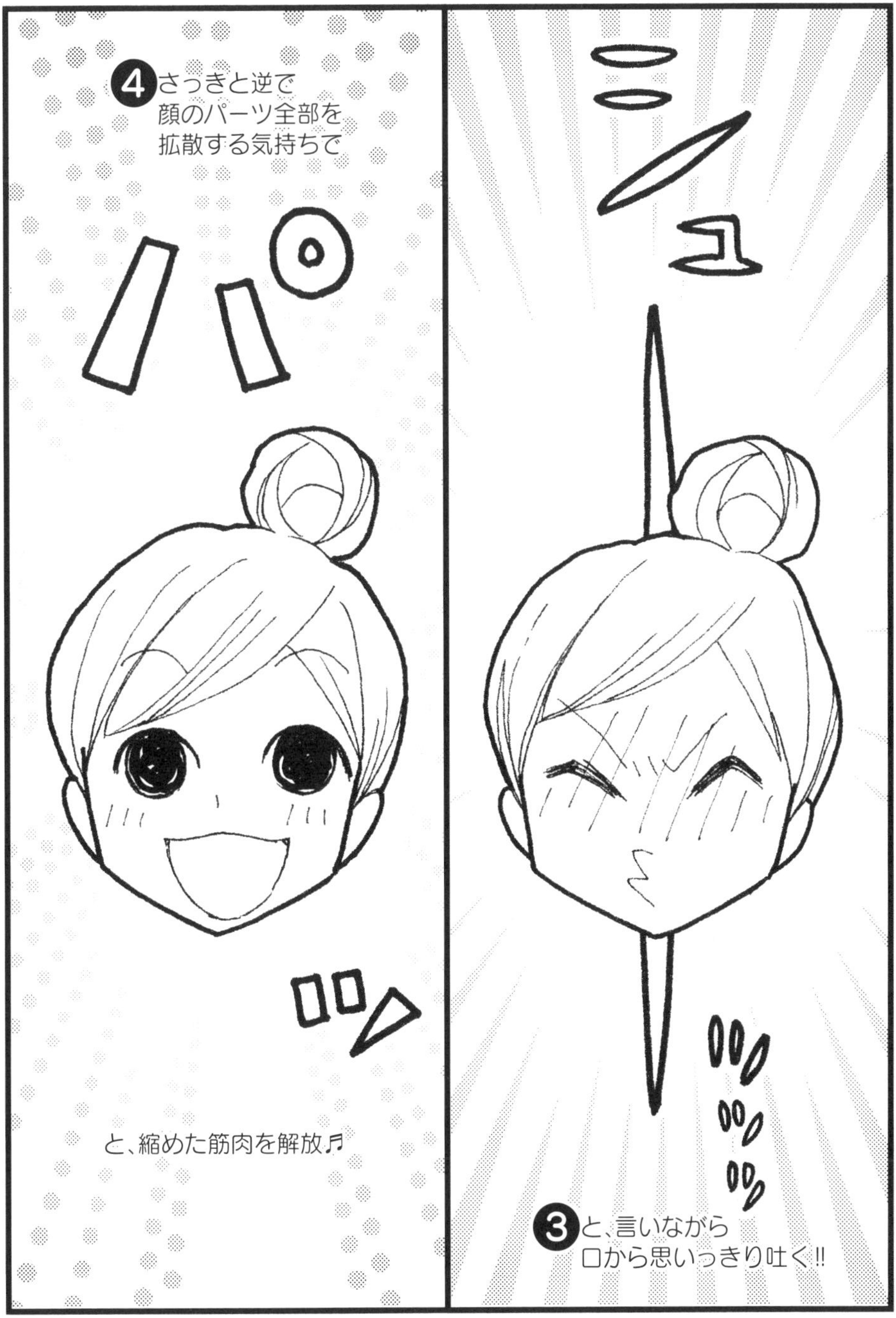
シュー
③と、言いながら
口から思いっきり吐く!!
④さっきと逆で
顔のパーツ全部を
拡散する気持ちで
パ
と、縮めた筋肉を解放♬

❺目を閉じて　顔の筋肉を休ませてあげましょう

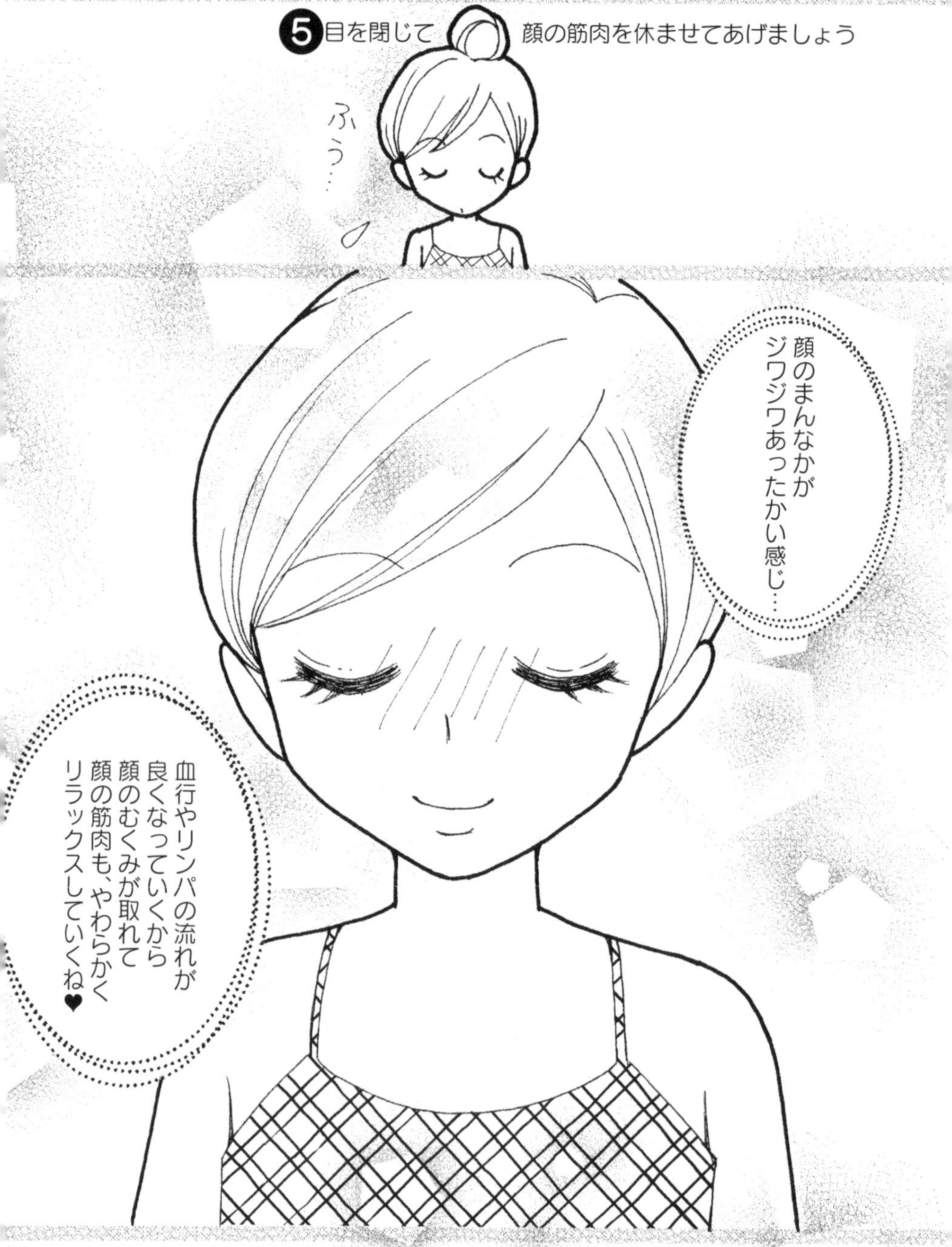
ふぅ…
顔のまんなかがジワジワあったかい感じ…
血行やリンパの流れが良くなっていくから顔のむくみが取れて顔の筋肉も、やわらかくリラックスしていくね♥

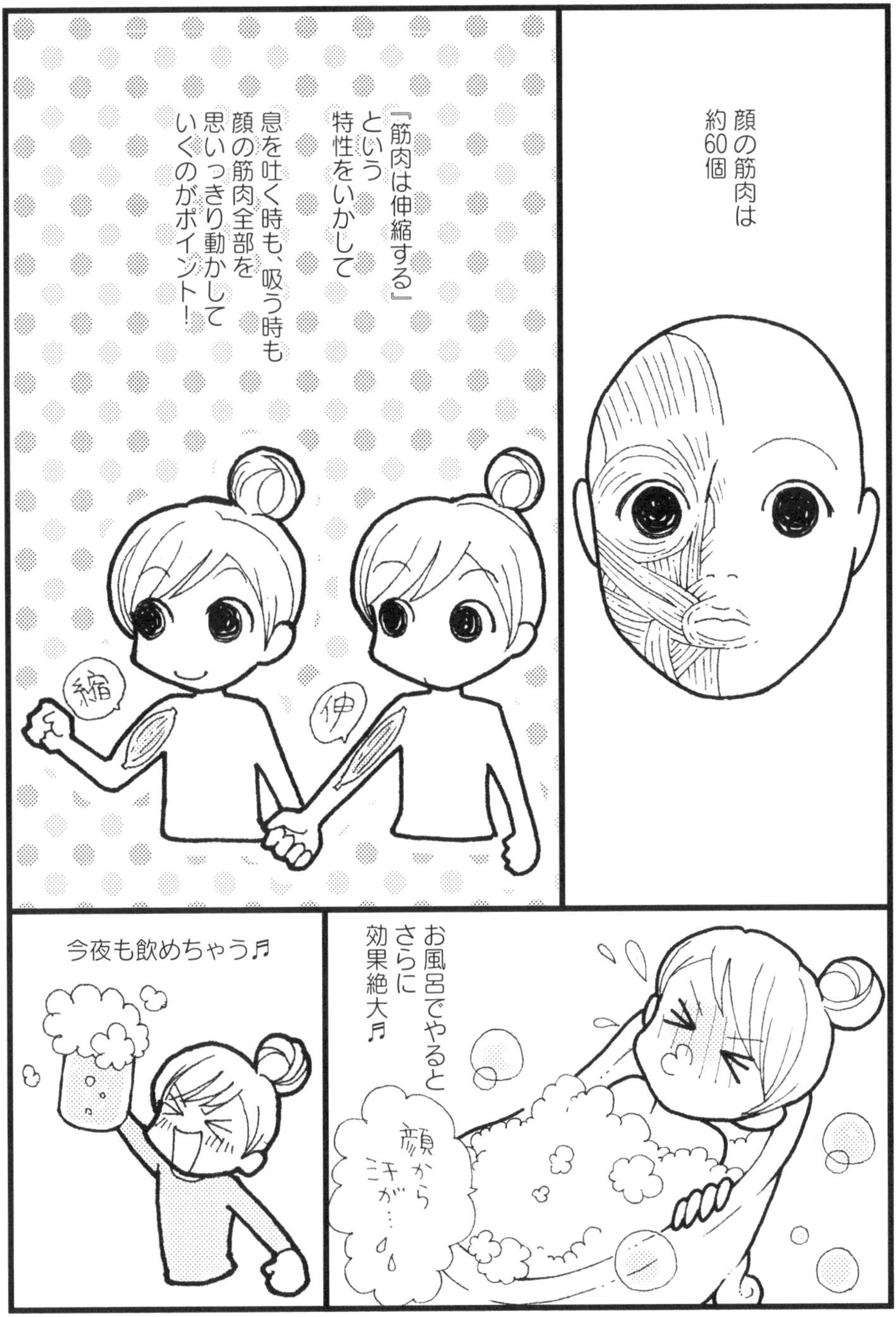
顔の筋肉は
約60個
『筋肉は伸縮する』
という
特性をいかして
息を吐く時も、吸う時も
顔の筋肉全部を
思いっきり動かして
いくのがポイント！
伸
縮
お風呂でやると
さらに
効果絶大♬
顔から
汗が…
今夜も飲めちゃう♬

NAGARAYOGA
ポーズ 14

こめかみリフト

側頭部の筋肉をストレッチします。 舌の筋肉を刺激して、リンパの流れを良くすると首まわりがすっきり、目もともぱっちりして、ほうれい線にも効果があります。

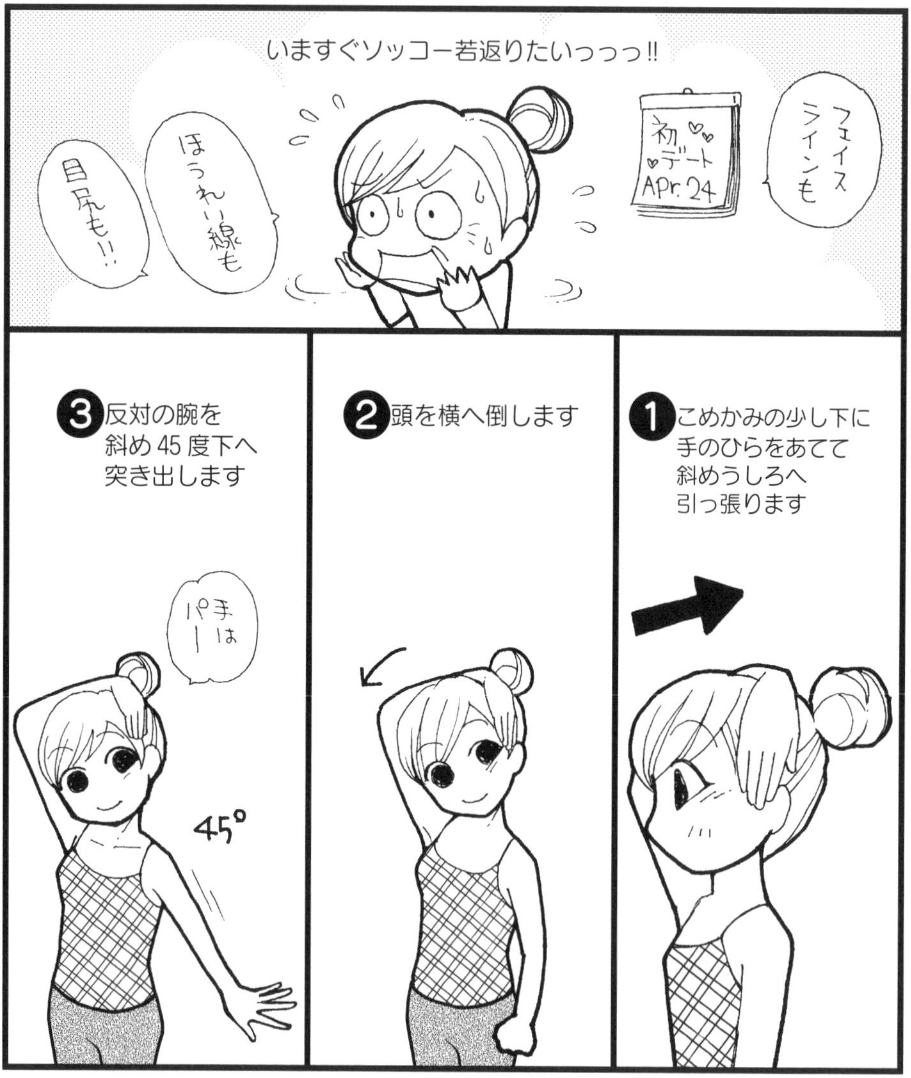

いますぐソッコー若返りたいっっっ!!
フェイスラインも
初デート Apr.24
ほうれい線も
目尻も!!
①こめかみの少し下に手のひらをあてて斜めうしろへ引っ張ります
②頭を横へ倒します
③反対の腕を斜め45度下へ突き出します
手はパー
45°

❹舌を 床へ向かって出すと同時に…

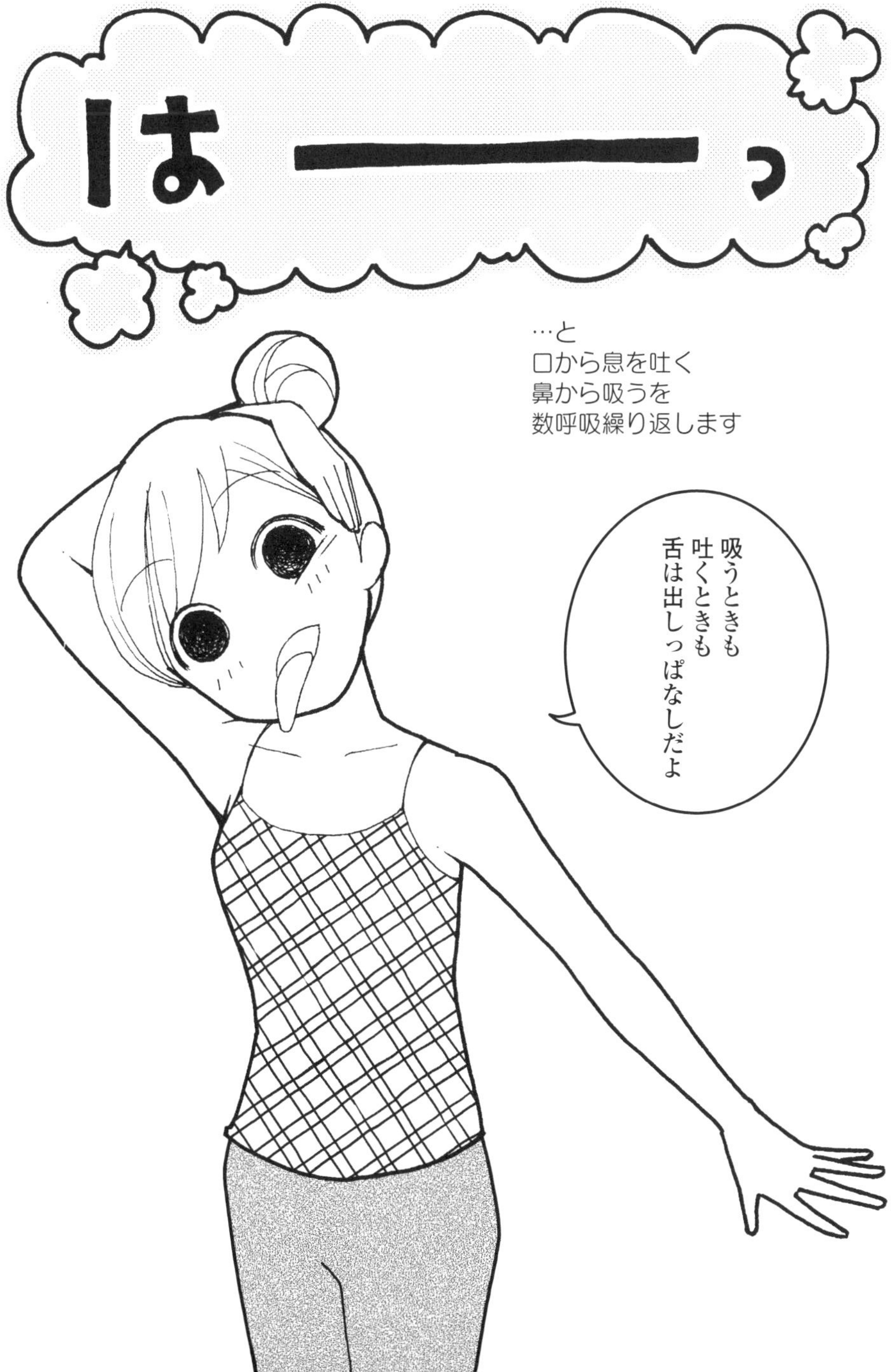
はーっ
…と
口から息を吐く
鼻から吸うを
数呼吸繰り返します
吸うときも
吐くときも
舌は出しっぱなしだよ

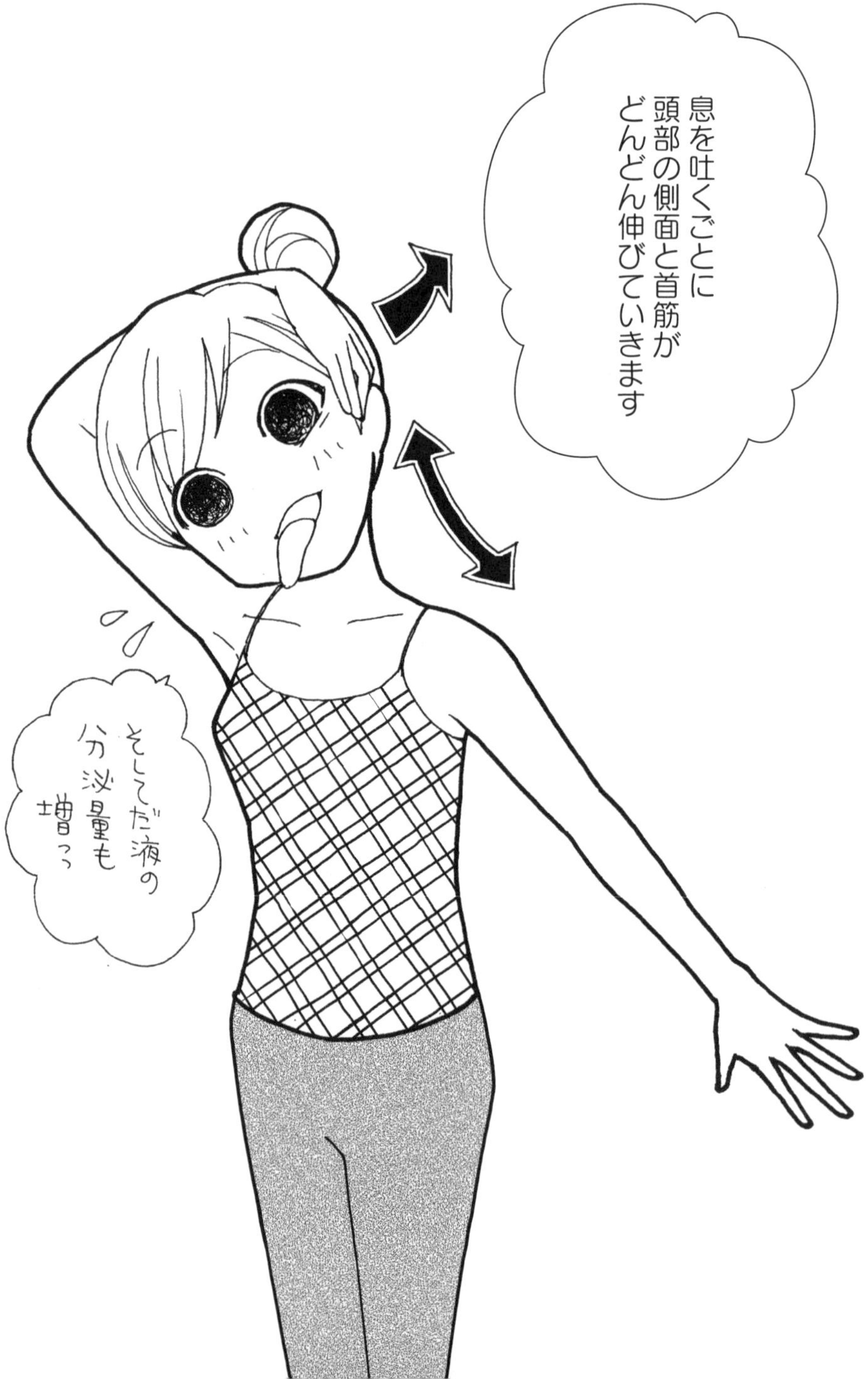
息を吐くごとに
頭部の側面と首筋が
どんどん伸びていきます
そしてだ液の
分泌量も
増っっ

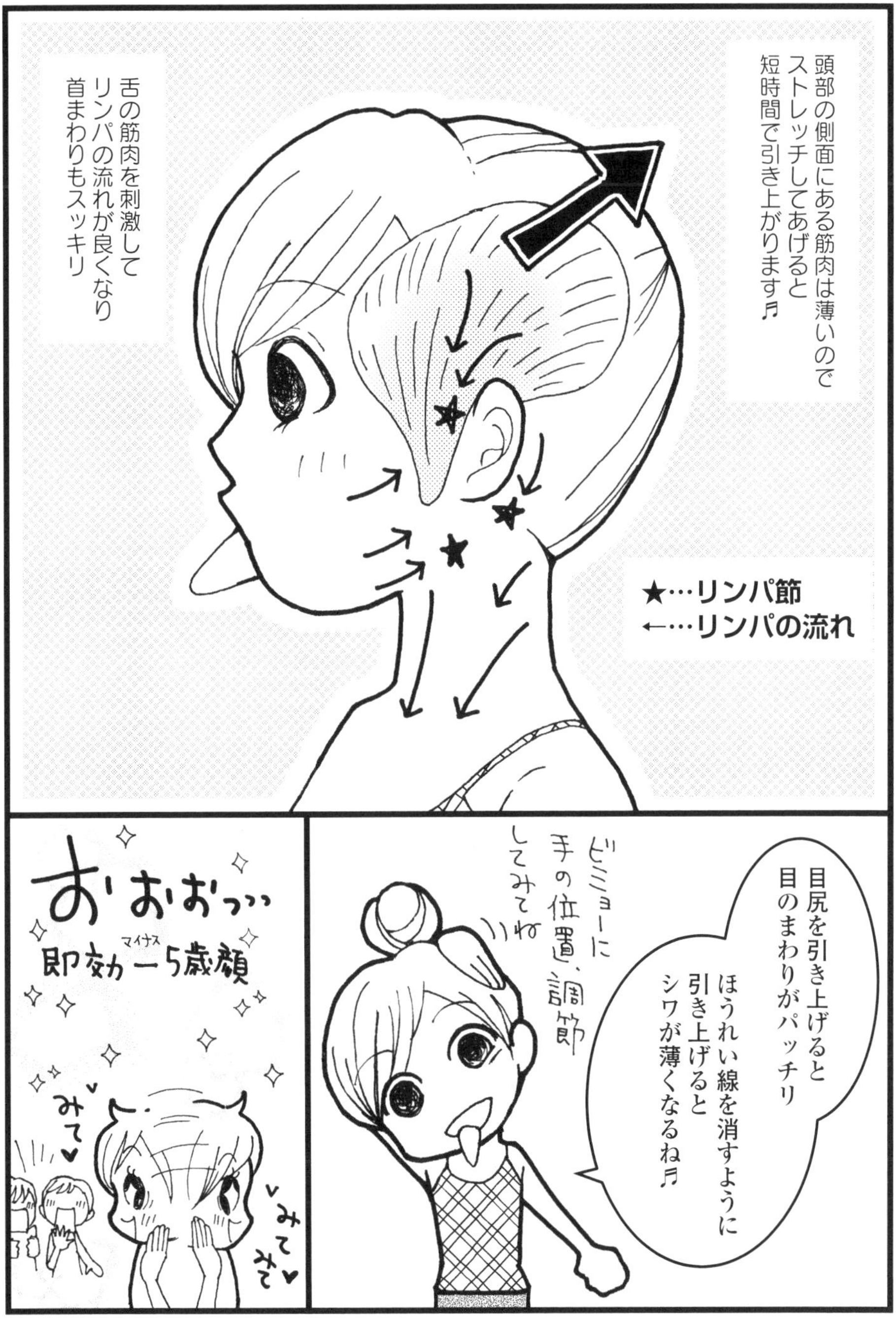
頭部の側面にある筋肉は薄いのでストレッチしてあげると短時間で引き上がります♬
舌の筋肉を刺激してリンパの流れが良くなり首まわりもスッキリ
★…リンパ節
←…リンパの流れ
目尻を引き上げると目のまわりがパッチリ
ほうれい線を消すように引き上げるとシワが薄くなるね♬
ビミョーに手の位置、調節してみてね
おおおっっっ
即効ー《マイナス》5歳顔
みて♥
みてみて♥

NAGARAYOGA ポーズ15

チューください

この章の最後は、見た目にもちょっぴり扇情的なポーズを。口のまわりの輪になっている筋肉を鍛えて、口元からたるみを解消していきましょう。

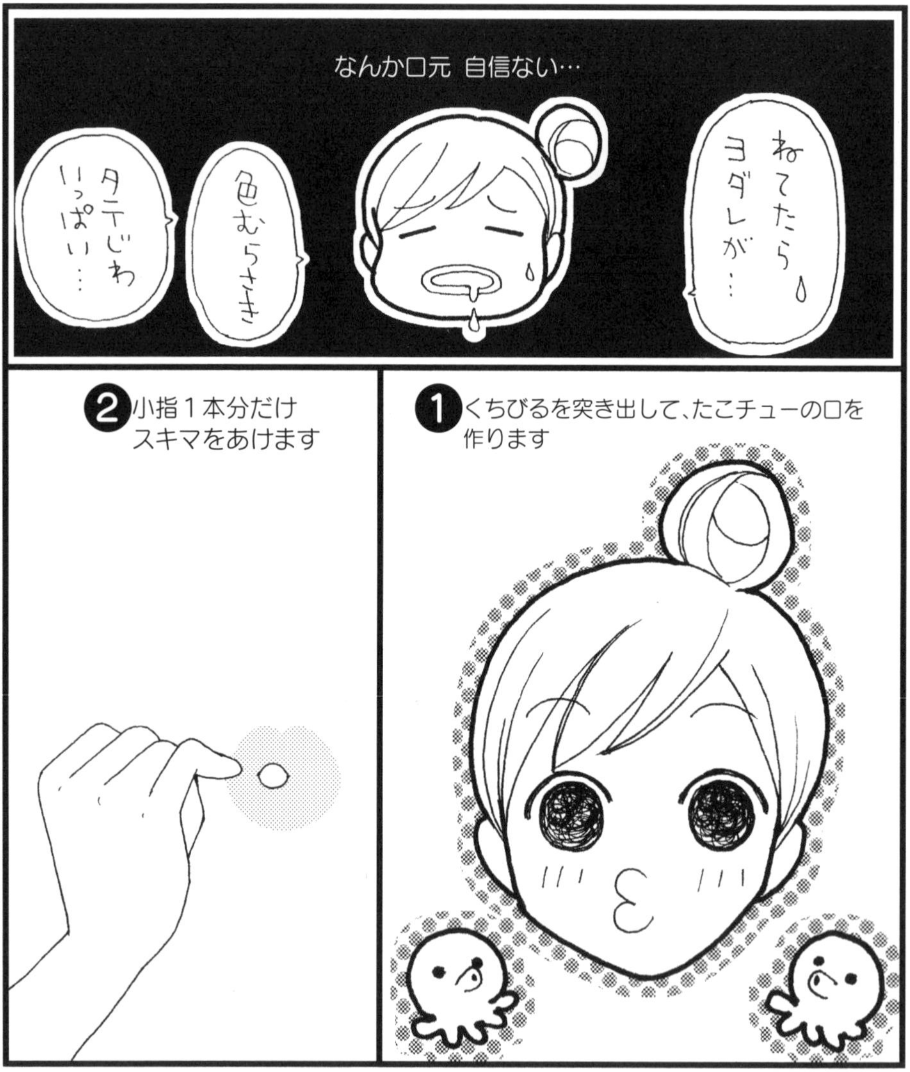

なんか口元 自信ない…
ねてたら ヨダレが…
色むらさき
タテじわ いっぱい…
1 くちびるを突き出して、たこチューの口を作ります
2 小指１本分だけスキマをあけます

❸そのまま目を閉じて、アゴを上へ持ち上げます
鼻から吸って、鼻から吐くを繰り返します

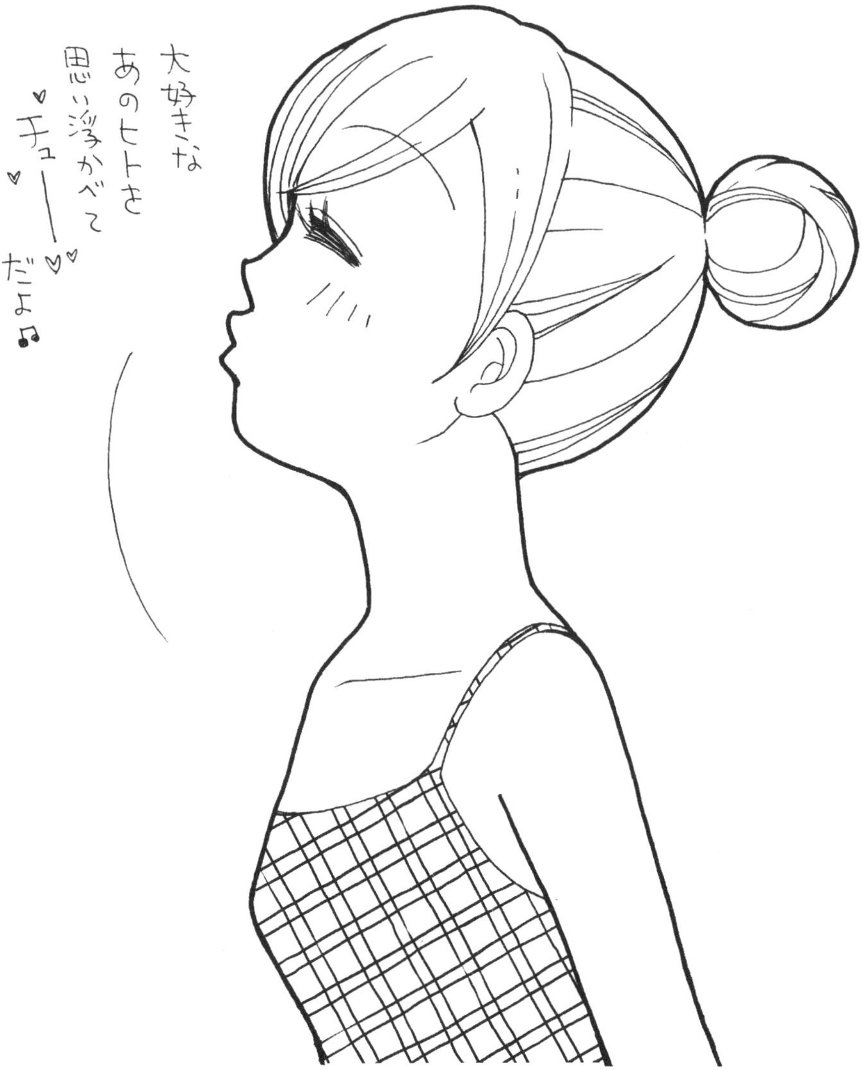
大好きな
あのヒトを
思い浮かべて
チュー♥
だよ♫

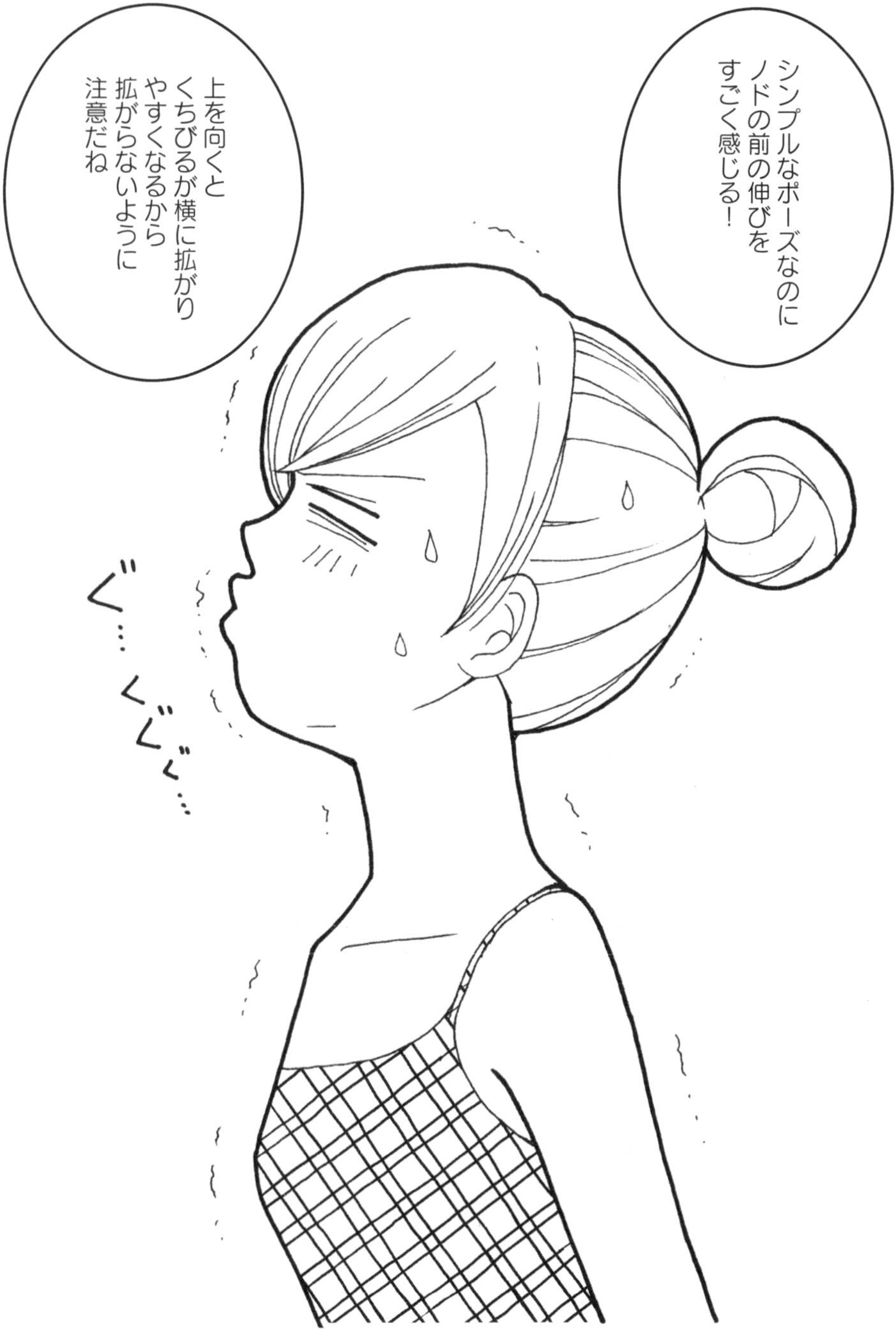
シンプルなポーズなのにノドの前の伸びをすごく感じる！
上を向くとくちびるが横に拡がりやすくなるから拡がらないように注意だね
ぐ…
ぐぐぐ…

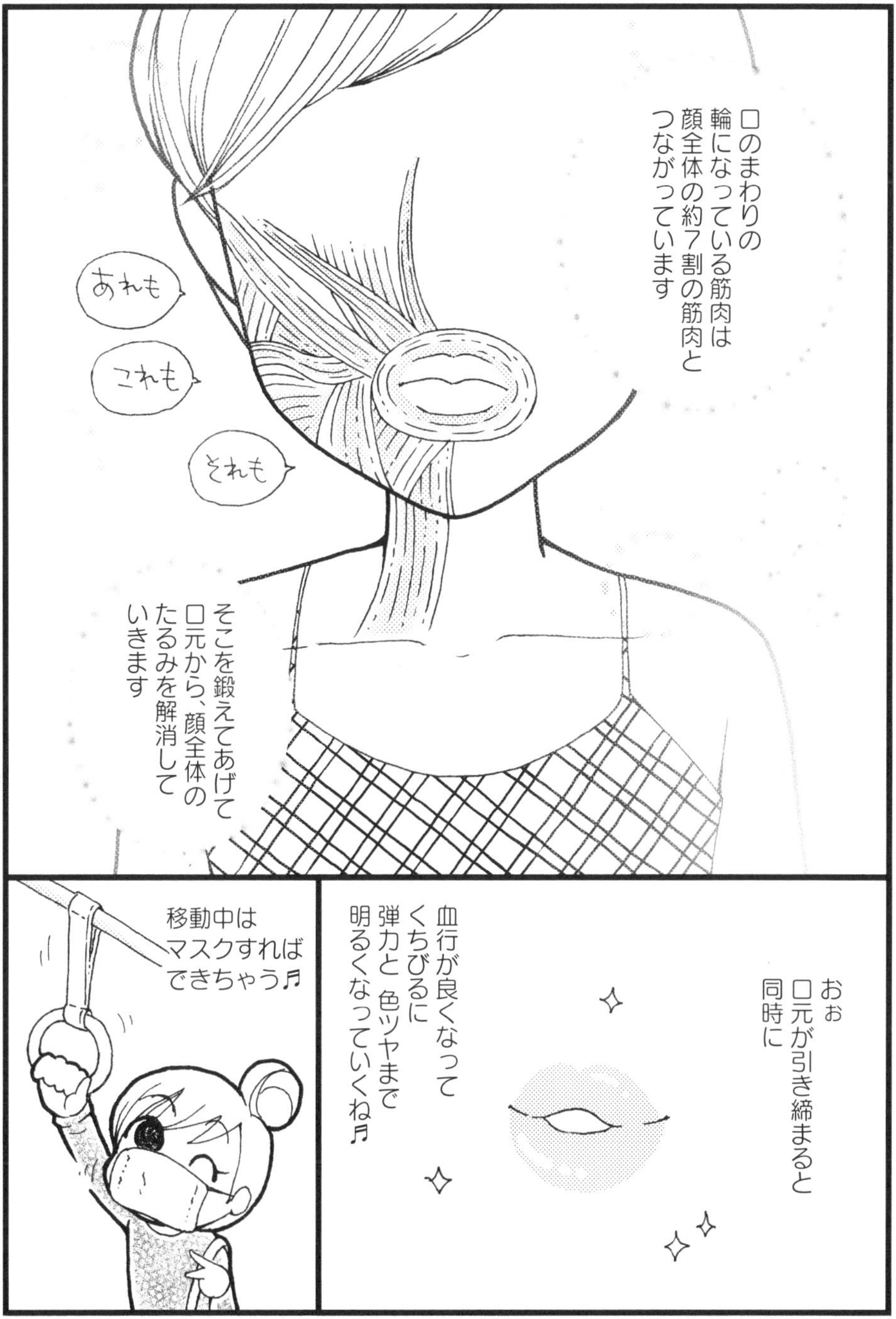
口のまわりの輪になっている筋肉は顔全体の約７割の筋肉とつながっています
あれも
これも
それも
そこを鍛えてあげて口元から、顔全体のたるみを解消していきます
おぉ口元が引き締まると同時に
血行が良くなってくちびるに弾力と 色ツヤまで明るくなっていくね♬
移動中はマスクすればできちゃう♬

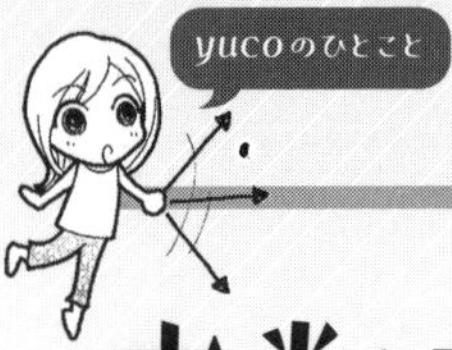

本当に美を追求する人は表情筋も鍛えている！

フィットネスブームやアンチエイジングのために筋肉を鍛えることは、今や常識になってきました。しかし、まだ表情筋にまで意識を持つ人は少ないのではないでしょうか？

顔の筋肉（表情筋）も体の筋肉と同じように、重力に逆らうことはできません。それが、たるみやむくみ、シワの原因になり、老けた印象を与えることになります。体はムキムキのボディビルダーで、顔は鍛えていないおじいちゃんなどがわかりやすいでしょう。

表情筋を正しく鍛えると、皮膚や脂肪の重みを支えることができるので、シワやたるみの予防につながることはもちろん、小顔効果もあり、血流やリンパの流れも良くなるので、お肌の状態もより良くなってきます。また、表情も豊かになり、笑顔の印象なども変わってくるでしょう。

良く笑ったり、良く噛んだりすることも表情筋のトレーニングになります。今までよりも表情筋の動きに意識を向けるところから始めてみましょう。

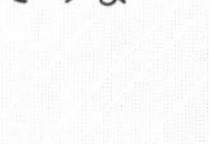

N A G A R A Y O G A

第6章

日常生活の「ながら」リラックス

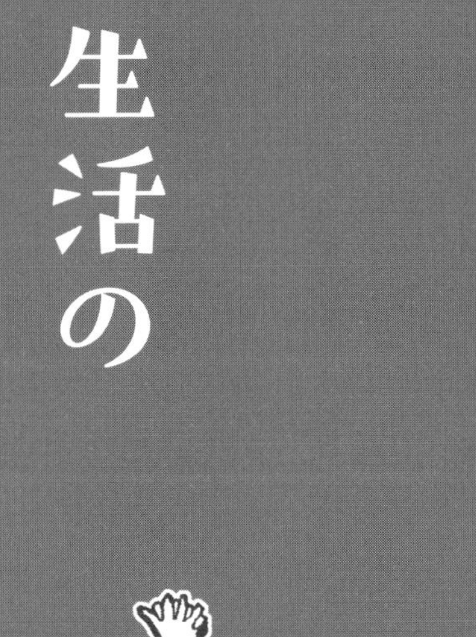

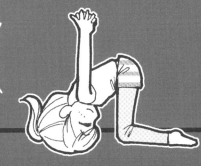

NAGARAYOGA
ポーズ16

即効！自律神経調整法

日常生活の中にヨガを取り入れるのは、さほど難しいことではないのがおわかりいただけましたか。最終章は簡単に自分のストレス状態をチェックできる方法から。

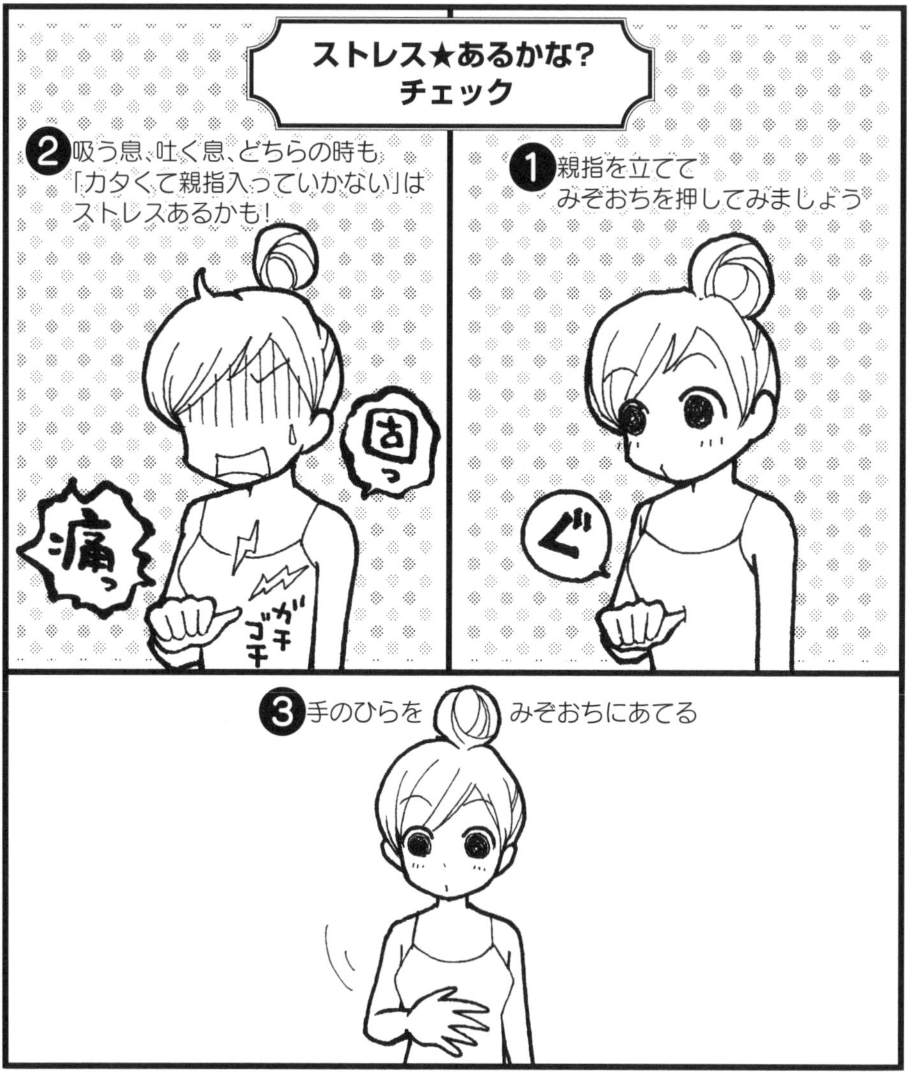

ストレス★あるかな？
チェック
❶親指を立てて
みぞおちを押してみましょう
ぐ
❷吸う息、吐く息、どちらの時も
「カタくて親指入っていかない」は
ストレスあるかも！
固っ
痛っ
ガチゴチ
❸手のひらを みぞおちにあてる

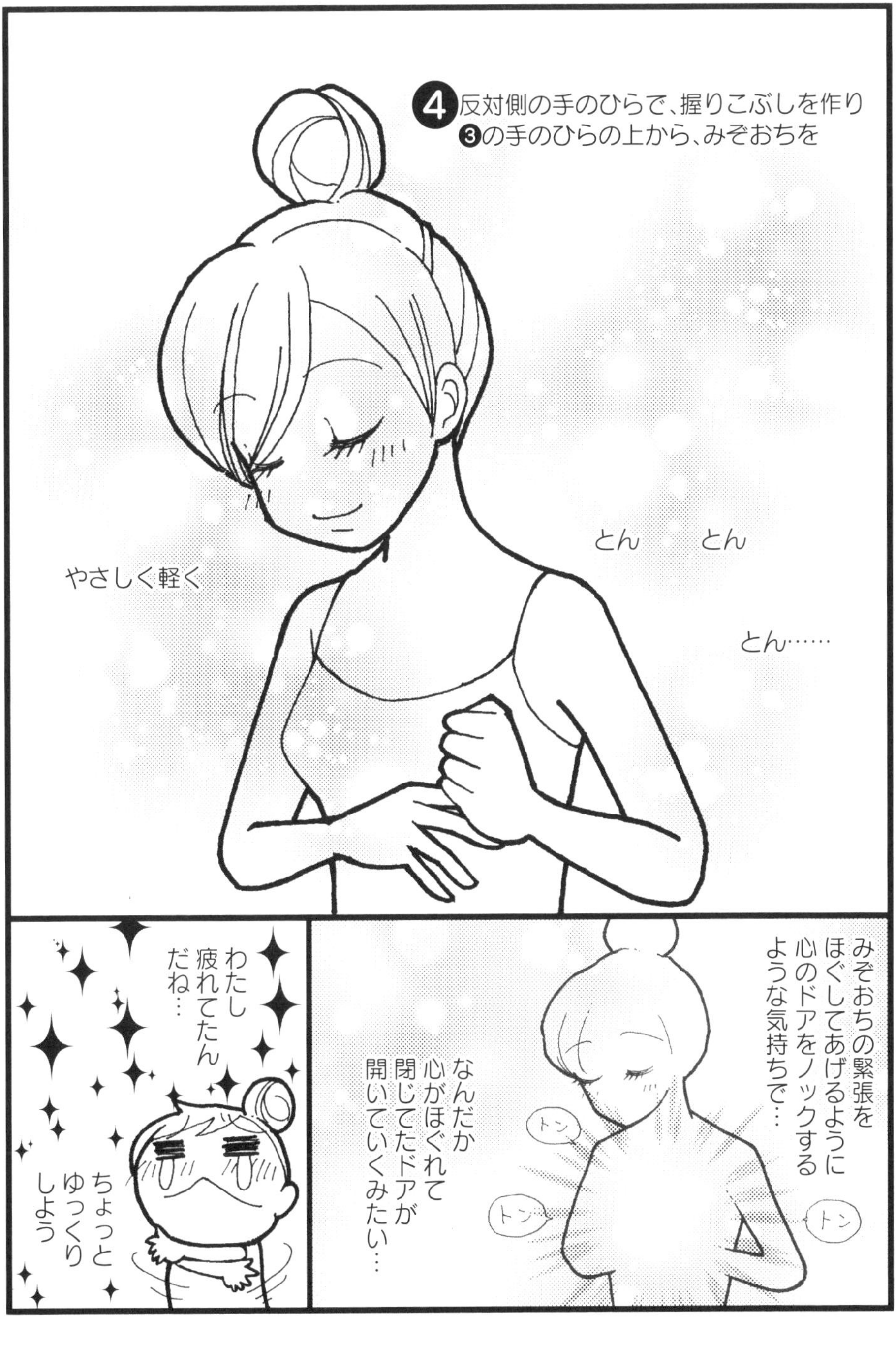
❹反対側の手のひらで、握りこぶしを作り
❸の手のひらの上から、みぞおちを
とん　とん
とん……
やさしく軽く
みぞおちの緊張をほぐしてあげるように心のドアをノックするような気持ちで…
トン
トン
トン
なんだか心がほぐれて閉じてたドアが開いていくみたい…
わたし疲れてたんだね…
ちょっとゆっくりしよう

NAGARAYOGA ポーズ 17

ころころうさぎ

スタートはP56「子どものポーズ」から。頭のいろんな場所を、自重を使ってマッサージしましょう。頭の中がすっきり、気分もリラックスしますよ。

❶おでこをマットにおろします
おしりはかかとにおろします
手のひらは顔の横にピッタリ
おろします

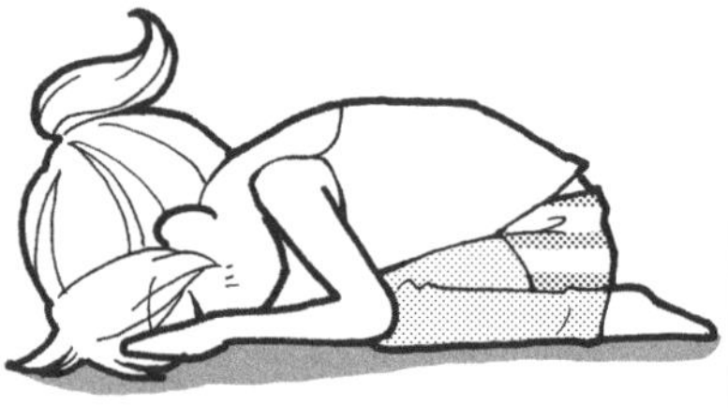

❷頭のてっぺんが 床へつくように
おしりを高く持ち上げます

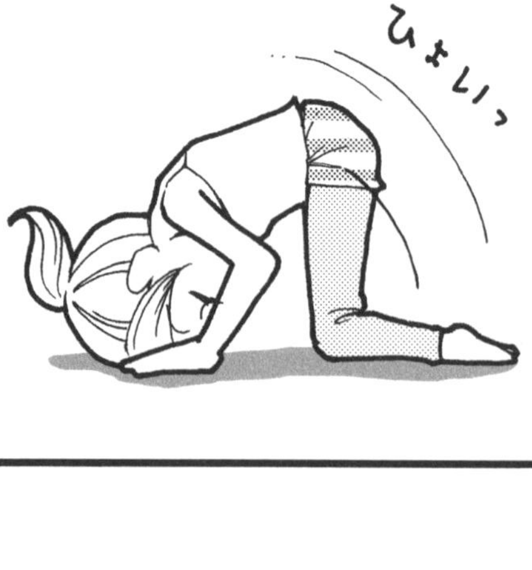

頭の中のごちゃごちゃを
スッキリさせたい…

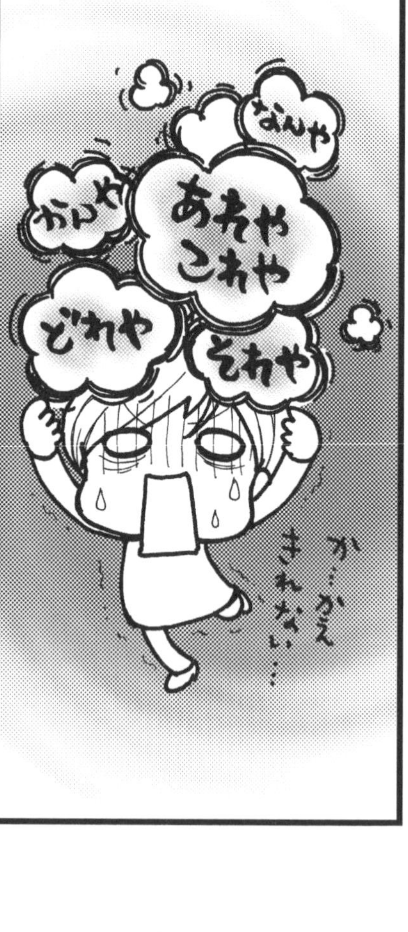

❸頭のいろんな場所を、ころころマットにあててみましょう★

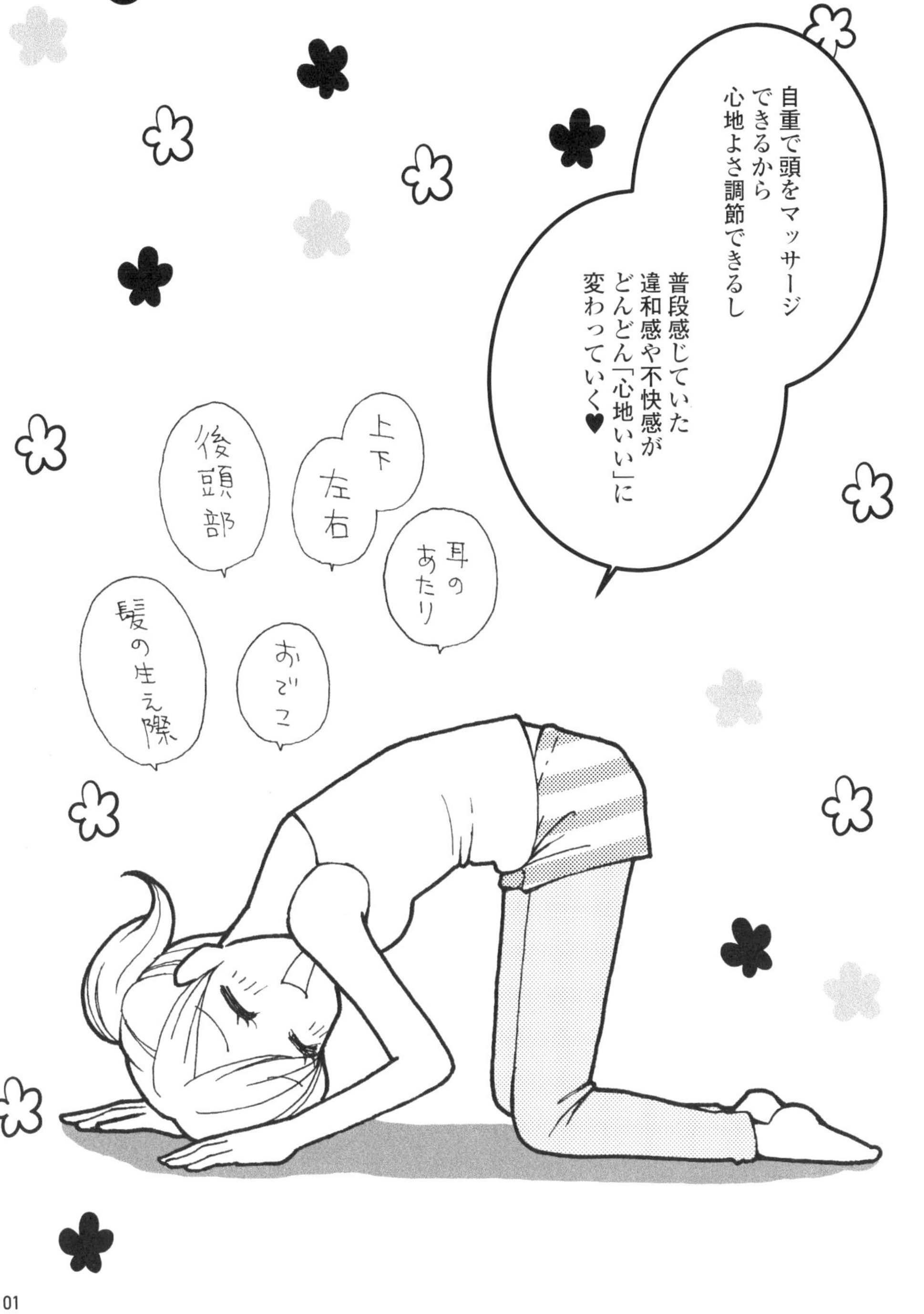
自重で頭をマッサージ
できるから
心地よさ調節できるし
普段感じていた
違和感や不快感が
どんどん「心地いい」に
変わっていく♥
耳のあたり
上下左右
後頭部
おでこ
髪の生え際

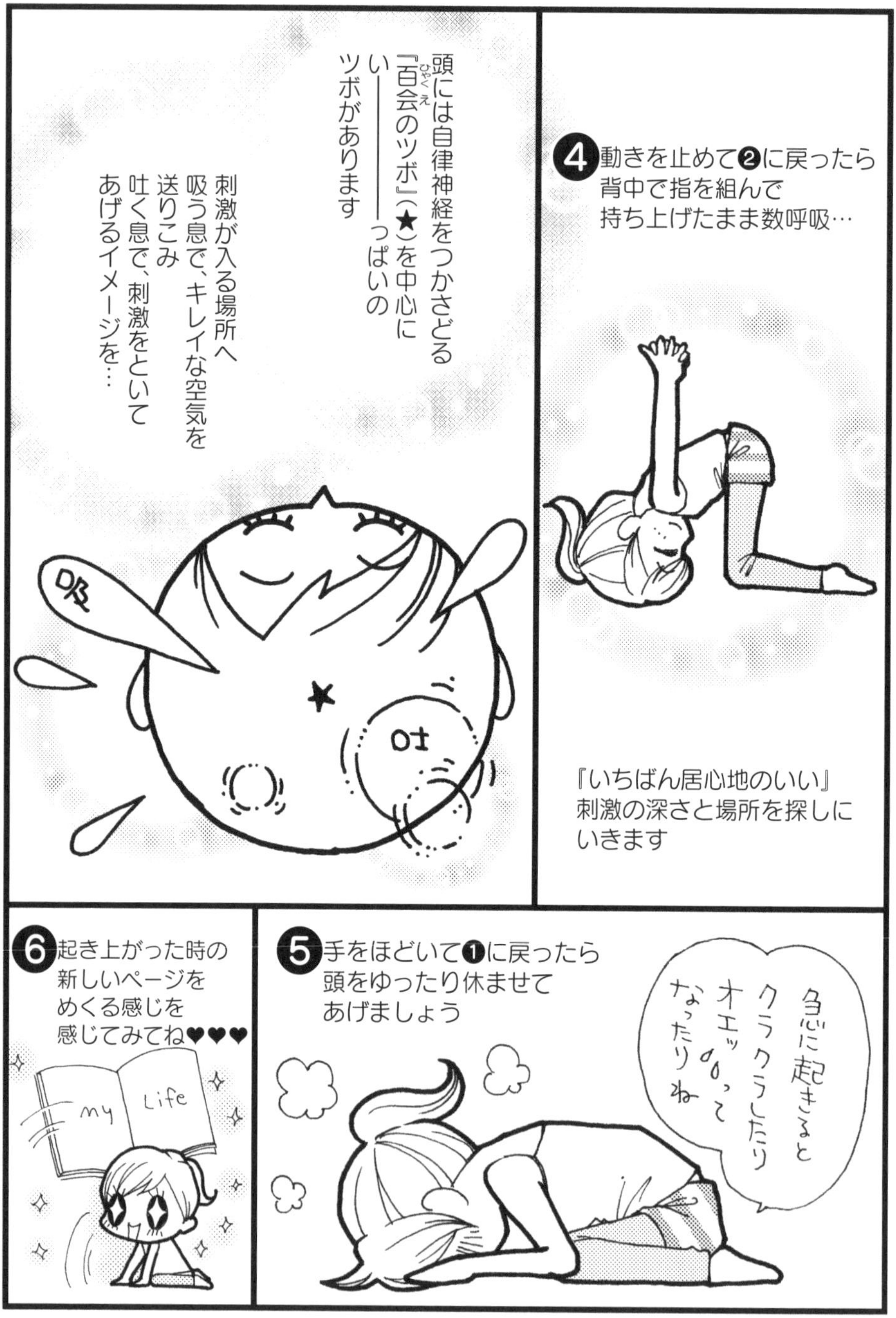

4 動きを止めて❷に戻ったら
背中で指を組んで
持ち上げたまま数呼吸…
『いちばん居心地のいい』
刺激の深さと場所を探しに
いきます
頭には自律神経をつかさどる
『百会《ひゃくえ》のツボ』(★)を中心に
い――――っぱいの
ツボがあります
刺激が入る場所へ
吸う息で、キレイな空気を
送りこみ
吐く息で、刺激をといて
あげるイメージを…
吸
★
吐
5 手をほどいて❶に戻ったら
頭をゆったり休ませて
あげましょう
急に起きるとクラクラしたりオエッ!!ってなったりね
6 起き上がった時の
新しいページを
めくる感じを
感じてみてね♥♥♥
my Life

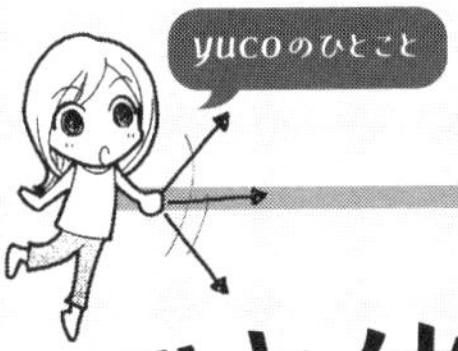

心と体はつながっている
ヨガは心の科学

ヨガはサンスクリット語で「つながる、結びつく」を意味します。心と体、あなたとわたし、わたしと神様など、あらゆるものはリンクしているということを表しています。とくに心と体において、心の不調が病気を招いたり、怪我をすると心も元気がなくなったり、実感された方も多いと思います。

仕事や人間関係でストレスを抱えることが多い現代社会で、体が重い、やる気が出ないなど、悩みを抱えている方にヨガはぴったりなのです。

ヨガで体を動かすことで、やる気が出たり、頭をさえわたらせたりすることもできます。ヨガは「心の科学」といわれますが、そんな効果を期待できるからなのです。

心をどのようにコントロールしていくか？　それには“チャクラ”を理解していきましょう。

“チャクラって何？”を理解すると生き方が楽になる

「チャクラ」という言葉を聞いたことがある方も多いと思います。少しスピリチュアルな感じがして理解しにくいという方もいらっしゃるかもしれません。でも、チャクラを理解すると生き方がとっても楽になるのです。

チャクラとは、体にある気（エネルギー）を司る部分で、頭頂、眉間、喉、胸、みぞおち、へその下、尾骨（膣）と合計７つあります（下図参照）。それぞれのチャクラには意味があり、チャクラを意識すると感情がコントロールしやすくなるのです。

たとえば、胸を張っている人は自信満々に見えます。それは、胸のチャクラが開いているので、自然と気持ちも前向きになっているのです。また逆に、猫背で胸を閉じている人はやる気がなく落ち込んで見えます。背筋を伸ばし、胸を張ることでチャクラが整い、心の乱れも整うのです（※胸の張りすぎは自信過多になりますので要注意）。体のバランスを整えると心のバランスも整うのです。

図：7つのチャクラ

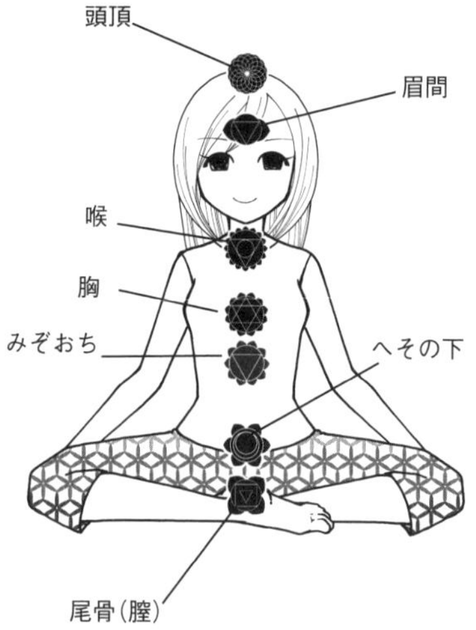

ヨガをする時にチャクラを意識してやってみましょう。そうすると、感情も自分自身でコントロールできるようになるかもしれません。日常生活に「ながらヨガ」をとり入れて、心も体も健康に生き生きとした毎日をお過ごしください。

エピローグ

なんとなくでも
ながらでも
ヨガを続けて
数カ月——

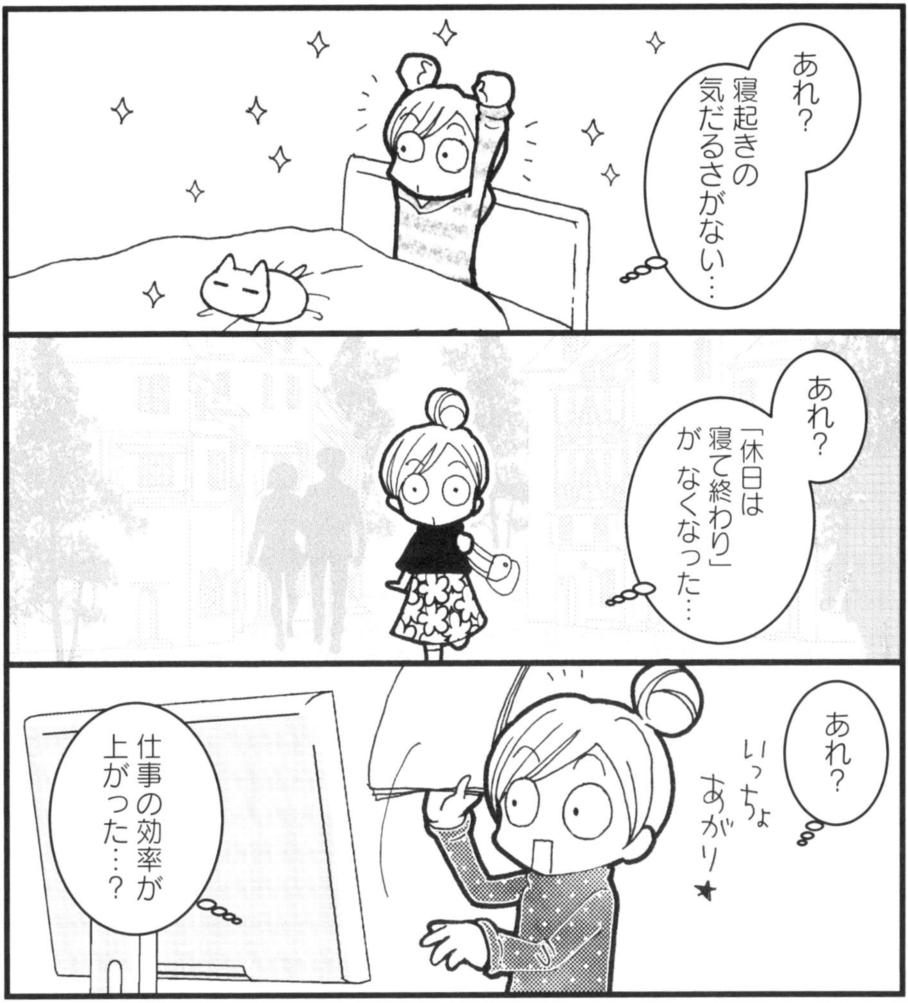
あれ？ 寝起きの 気だるさがない…
あれ？ 「休日は 寝て終わり」 が なくなった…
あれ？
いっちょ あがり★
仕事の効率が 上がった…？

普通のことが

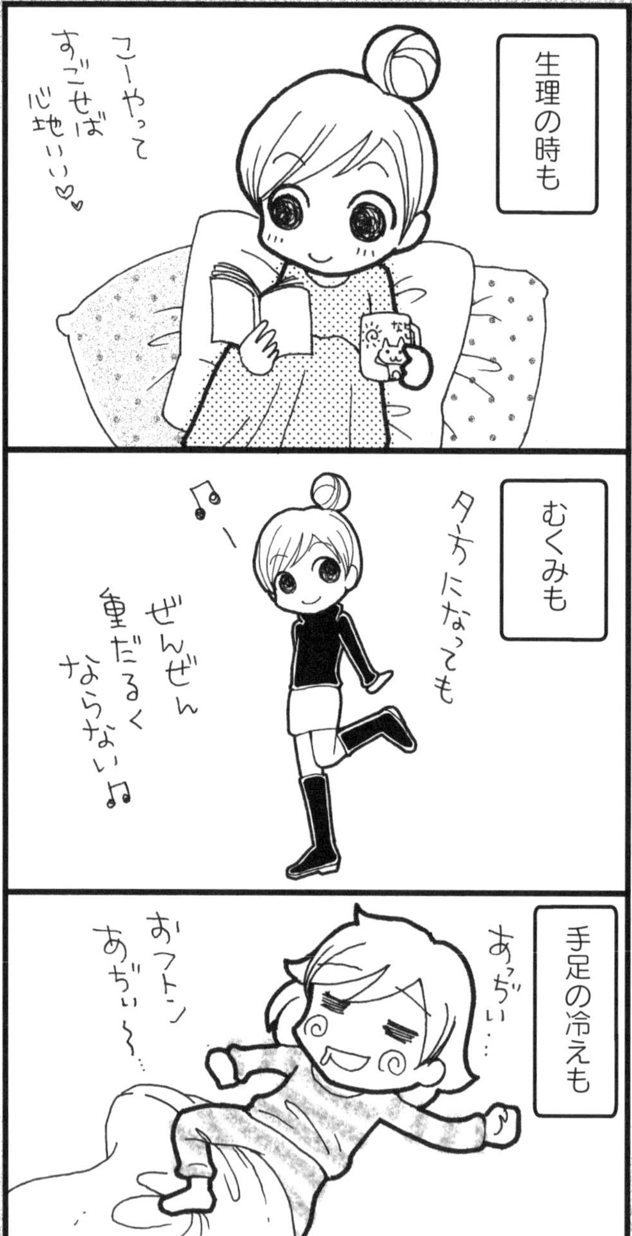
生理の時も
こーやって
すごせば
心地いい♡
むくみも
夕方になっても
ぜんぜん
重だるく
ならない♪
手足の冷えも
あっぢぃ…
おフトン
あぢぃ〜…

普通に 気持ちよくできてる……

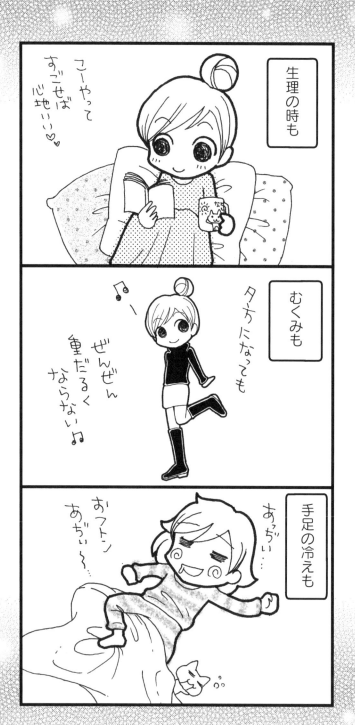

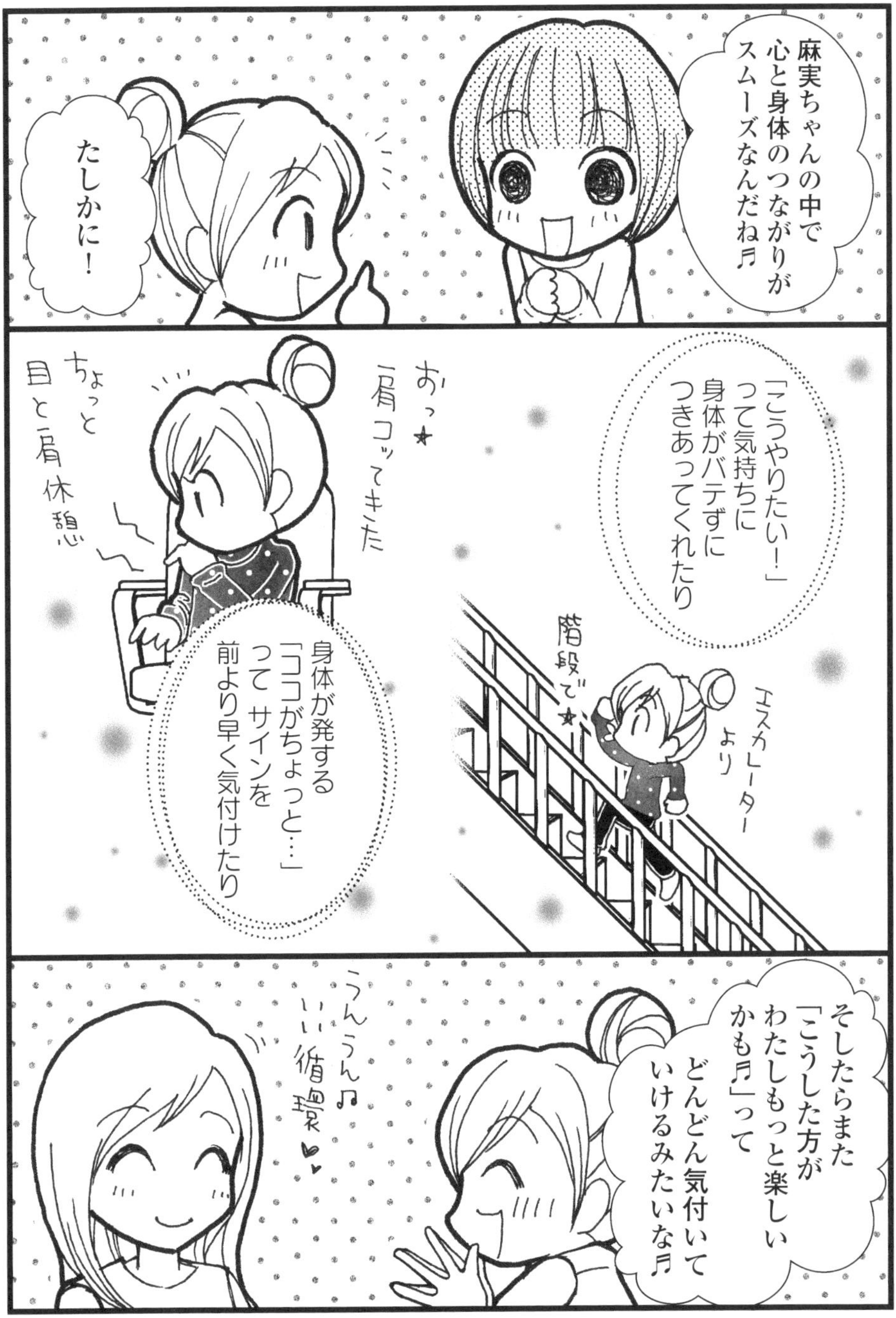

麻実ちゃんの中で
心と身体のつながりが
スムーズなんだね♬
たしかに！
「こうやりたい！」
って気持ちに
身体がバテずに
つきあってくれたり
エスカレーターより
階段で☆
おっ☆
肩コッてきた
ちょっと
目と肩休憩
身体が発する
「ココがちょっと…」
って サインを
前より早く気付けたり
そしたらまた
「こうした方が
わたしもっと楽しい
かも♬」って
どんどん気付いて
いけるみたいな♬
うんうん♫
いい循環♥

もしかしたら
健康って
わたしが普通に
わたしらしくいられる
ことなのかな
おおっっ
覚醒したっっ
ツイート
しとこ!!

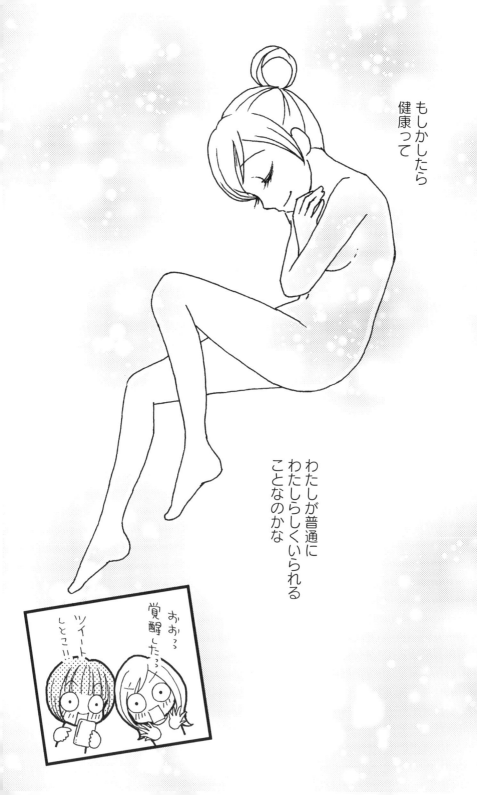

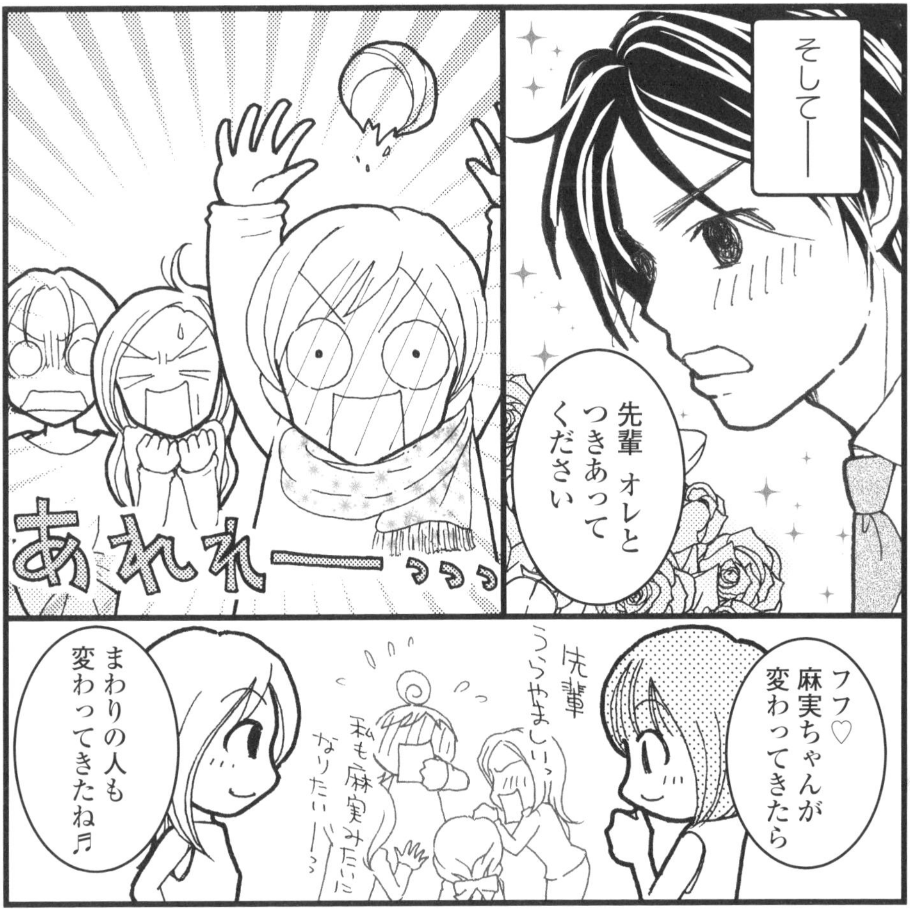
そして――
先輩 オレと つきあって ください
あれれー
フフ♡ 麻実ちゃんが 変わってきたら
先輩 うらやましいっ
私も麻実みたいに なりたいーっ
まわりの人も 変わってきたね♬

ながらヨガで

あなたにも
ハッピーな変化が
訪れますように

prakriti
Kaori & Yuco

あとがき

prakRiti kaoRi（姉）

わたしの人生『ブススタート』でした

「なんでこんなにどんどん下半身デブ!?」
「気持ちもカラダも、すぐにダルくなるのってわたしだけ？」
「自分の笑顔が気持ち悪くて写真に写るの大嫌い」
「そりゃ姿勢悪いけどさ、じゃあまっすぐ立ってって、どういう状態!?」

そうなんです…　↑↑の悩みを解消したくても
まずブスは、「どうやってキレイになったらいいのか」から分からない…
となりでいつもキラキラに輝いて笑ってる、生まれながらの美人
妹の優ちゃんを、横目で見ながら
「美人には、ブスの『キレイへの努力』など分かるまい…」と、半分ひねくれつつ
「わたしも優ちゃんみたいに、なりたい、心から笑って毎日を過ごしたい」と、半分あこがれ
ながら、いろいろな方法で試行錯誤をくりかえした末に
いちばん気負わず、いちばん効率的に改善への道を切り
ひらいてくれたのが自分でした
10代になる前から悩んでここにたどり着くまでね、30年以上かかりました!! 笑
長っ
現在、人前でレッスンをする立場になって思うコトは

「みんなはこんなに遠まわりするんじゃないよ」です。

この本で心から健やかに笑って過ごせる時間が、
1分1秒でも、ちゃちゃっ★っと増えますように
あなたのHappyを生み出す、材料のひとつになれば幸いです♥

♡Special Thanx♡
Mr.Takeguchi　prakRiti yuco (TBP)
M.Takahashi　Master Uchida
Satochin　Ayu　Topogigo♥

kaoRi

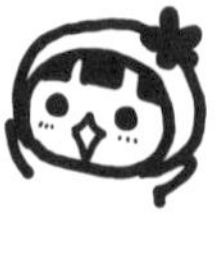

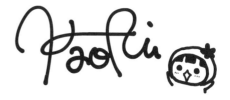

あとがき

prakRiti yuco（妹）

姉妹ヨガユニット「prakRiti ～プラクリティ～」として、二人で本書を出版できることを大変うれしく思います。

prakRiti を設立するきっかけになったのは、2011 年 3 月 11 日に起きた東日本大震災です。ボランティア団体のお誘いを受け、当時外で遊ぶことができなかった子供たちと、ヨガを通じて室内で体を動かして一緒に遊んで、被災地の方々と触れあうきっかけになりました。

大阪と東京でそれぞれヨガインストラクターとして活動している私たちに何ができるかを考え、ヨガは健康にも良く、精神面にも良い影響を与えるので、たくさんの方々にヨガを伝えていくことを目標に 2011 年 12 月 25 日にプラクリティを立ち上げました。

被災地はもちろん、保育園や小学校、音楽フェスなどで、老若男女問わず、ヨガを知らない方々にも楽しんでいただけるように、幅広くヨガを伝える活動を現在も続けています。

この本は、漫画家でヨガインストラクターである姉の得意分野がいっぱい詰まった内容になっています。たくさんの方々にヨガを伝えたい私たちの理念に、マンガで楽しく伝えるというのはぴったり合っていると思います。

今思えば、私は姉のあとばかりを追って生きています。モデルになるきっかけやヨガインストラクターになるきっかけも、全て姉の通ってきた道を同じ様に歩んでいます。小さい時についてまわって一緒に遊んでもらっていた時のまま、憧れのお姉ちゃんです。

その中でも私にはできないマンガを描く才能は、尊敬に値します。
そんな姉の思いの詰まった作品になっていると思います。

たくさんの方々にヨガの楽しさや効果、気軽にできるものだということをご理解いただき、みなさまの日常生活がよりよくなることをお祈りしています。

出版にあたり大変ご協力いただきました祥伝社の竹口さんにお礼申し上げます。

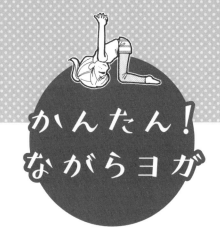

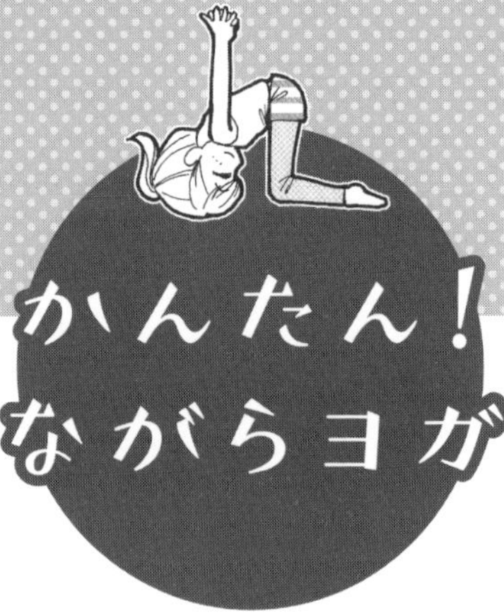

2019年 11月 10日　初版第1刷発行

著　者　**プラクリティ**

発行人　**宮島功光**

発行所　**株式会社祥伝社**
〒101-8701　東京都千代田区神田神保町 3-3
［電話］03-3265-2081（販売）
03-3265-2001（編集）
03-3265-3622（業務）
http://www.shodensha.co.jp/

装　丁　**鈴木大輔・江﨑輝海（ソウルデザイン）**

印刷所　**凸版印刷株式会社**

製本所　**ナショナル製本**

ISBN978-4-396-46057-0　C0077
Printed in Japan

この作品のご意見・ご感想はこちらから
https://questant.jp/q/nagarayoga
※別途パケット通信料が発生いたします

本書は描き下ろしです